私らしさよ、こんにちは

5日間の新しい集団認知行動療法ワークブック

中島 美鈴

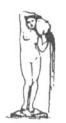

星 和 書 店

Seiwa Shoten Publishers

2-5 Kamitakaido 1-Chome
Suginamiku Tokyo 168-0074, Japan

Five Days to Self-esteem

by
Misuzu Nakashima

©2009 by Seiwa Shoten Publishers

目　次

この本は　1
スケジュール　2
あなたの目標は何ですか？　3
成功のひけつ　4

❀ステップ1　自分を大切にできない考え方 ……………………………… 5

〈ワザ その1〉　自分を大切にできない考え方を修正する　6
　　自分を大切にできない考え方　8
　　考え方を修正しよう　9
●ホームワーク〔読書課題〕　11
●ホームワーク　13

❀ステップ2　自分を大切にできないのはなぜ？ ……………………… 21

〈ワザ その2〉　自分を大切にできない信念に気づく　22
〈ワザ その3〉　損得分析　24
●ホームワーク　26

❀ステップ3　悪循環から抜け出すには ………………………………… 31

〈ワザ その4〉　聞いてみよう，見てみよう調査法　32
　　聞いてみよう，見てみよう調査法のこんな使い方　33
〈ワザ その5〉　もうひとりのあなたテクニック　34
●ホームワーク　35

❀ステップ4　自分を受け入れる …………………………………………… 41

〈ワザ その6〉　ひらきなおりテクニック　42
●ホームワーク　44

ステップ5　いざ！ 変身！ ……………………………………………………………… 49

　　〈ワザ その7〉　ぐずぐず悪魔のささやき　50

ふりかえりましょう　52
ことばのプレゼント　53
つまずいたときに読むページ　54
よくある質問と答え　55
これまでの参加者の声　56
参考（病院の診察で…／感情語リスト）　59
もっと勉強したい方のために　60

あとがき　61
著者紹介　63

この本は

　この本は,「自分をどうしても好きになれない」「自分を粗末に扱ってしまう（暴飲暴食,リストカットなども含む）」「自信が人一倍なくて何もしたくなくなっている」「自分がいやでたまらない」などの悩みを抱える方のために作られました。

　この本の目標は,自分に自信を持って大切にできるようになることです。自分に自信を持って大切にできる人は,心がおだやかで安定していて,周りの人も大切にできます。

　自分に自信を持つことが難しいと思ってきたみなさん。この本を手にとって,「5日間の新しい集団認知行動療法プログラム」に参加するだけでは自信を持てるようにはなりません。大切なのは,自分でなんとかしよう,とにかくやってみようという心意気です。

　あなたは本当に自分に自信が持てるようになりたいですか？

　　　　　　　　　　はい　・　いいえ

　そのためのホームワークがたくさんありますが,努力して行いますか？

　　　　　　　　　　はい　・　いいえ

　ここではアメリカのデビッド・D・バーンズ博士が開発した認知療法を基にしたプログラムを行います。これまでにアメリカの大学,刑務所,病院,デイケアプログラム,メンタルヘルスクリニックなどで実践され多くの人が自分に自信を持ち大切にできるようになりました。

　このプログラムを実践するグループには同じような悩みを持った人が集まっています。悩みを打ち明けあったり,解決法を探したりしていきましょう。

　みなさんには明るい未来が待っています。一緒に歩いて行きましょう。

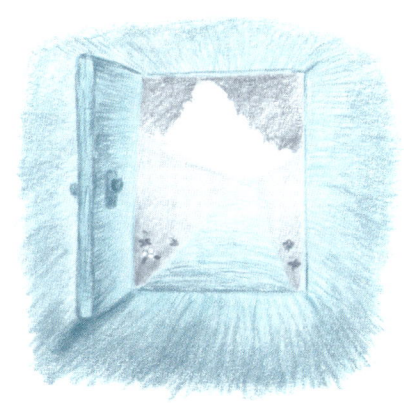

スケジュール

※ 1回を90分で構成していますが，グループによって調整してください。

月　　日（　）　：　～　：	**ステップ1** 自分を大切にできない考え方	
月　　日（　）　：　～　：	**ステップ2** 自分を大切にできないのはなぜ？	
月　　日（　）　：　～　：	**ステップ3** 悪循環から抜け出すには	
月　　日（　）　：　～　：	**ステップ4** 自分を受け入れる	
月　　日（　）　：　～　：	**ステップ5** いざ！ 変身！	

連絡先

急に参加できなくなったときには
TEL _____
に連絡してください。

グループでの約束

・ここで聞いた他の参加者の話は，外で話さず秘密にしてください。
・集団認知行動療法プログラムへの不満や不安は遠慮なく話し合いましょう。
・限られた時間で参加者全員が効果を得られるように，自分の話を長時間するのはやめましょう。
・時には他の参加者にアドバイスをしたくなることもあるでしょう。しかし，グループではみな平等な立場で行っていきたいと思います。ワザの使い方以外のアドバイスは控えましょう。
　（他にどんなルールがあれば安心して参加することができるでしょうか。必要があれば下に書き加えてください。）
・
・

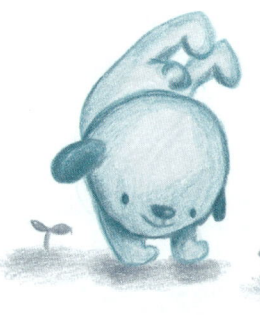
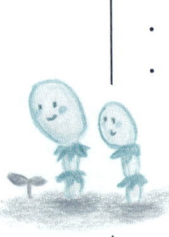

あなたの目標は何ですか？

　あなたの目標について考えてみましょう。まず，あなたはどんな思いでこの集団認知行動療法プログラムに参加されているのでしょうか？

　なかなか具体的に思い浮かばない方は，次のミラクルクエスチョンという方法を使ってみてください。

　「あなたの今抱えている悩みがすべて解決できる魔法があります。あなたの寝ている夜の間にその魔法をかけられました。朝目が覚めたあなたは，どういうわけだか魔法がかかっていることに気づきました。さて，あなたはあなた自身の行動や感情や体の調子や周りの人との接し方などのどんなところから魔法がかかったことに気づいたでしょうか」

　あなたが自信を持つことができたら，どんなことをしたいですか？　人生をどのように変えたいですか？　具体的に目に見えるような自分の行動，はっきりとわかるような気分，周りの人との関係でもよいです。

　少なくとも3つ書き出してみましょう。

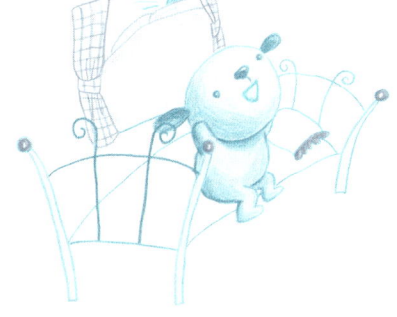

あ，夜のうちに魔法がかかっていたのね！

あなたの目標

（ミラクルクエスチョンを使用された方は魔法に気づくあなたの行動や態度を書いてください）

⊙ **Point**　・その目標は，プログラム終了時に，あなたが変化を実感しやすいものですか？
　　　　　・4週間で達成できるくらいのほどよい目標ですか？
　　　　　・映像で浮かんでくるくらい，目標に達したあなたがイメージできましたか？

成功のひけつ

　この「5日間の新しい認知行動療法プログラム」では，7つのワザを身につけます。
　このワザを身につけると，自分のことを前より大切にできるようになります。ワザを身につけるには，ひたすら練習あるのみです。1日15分を目安に練習を続けていきましょう。

	チェック マスター したら✓ を入れる	役立ち度 自分に向いてるなと思った 分だけ☆をぬりつぶす	ワザの名前
1		☆☆☆☆☆	自分を大切にできない考え方を修正する
2		☆☆☆☆☆	自分を大切にできない信念に気づく
3		☆☆☆☆☆	損得分析
4		☆☆☆☆☆	聞いてみよう，見てみよう調査法
5		☆☆☆☆☆	もうひとりのあなたテクニック
6		☆☆☆☆☆	ひらきなおりテクニック
7		☆☆☆☆☆	ぐずぐず悪魔のささやき

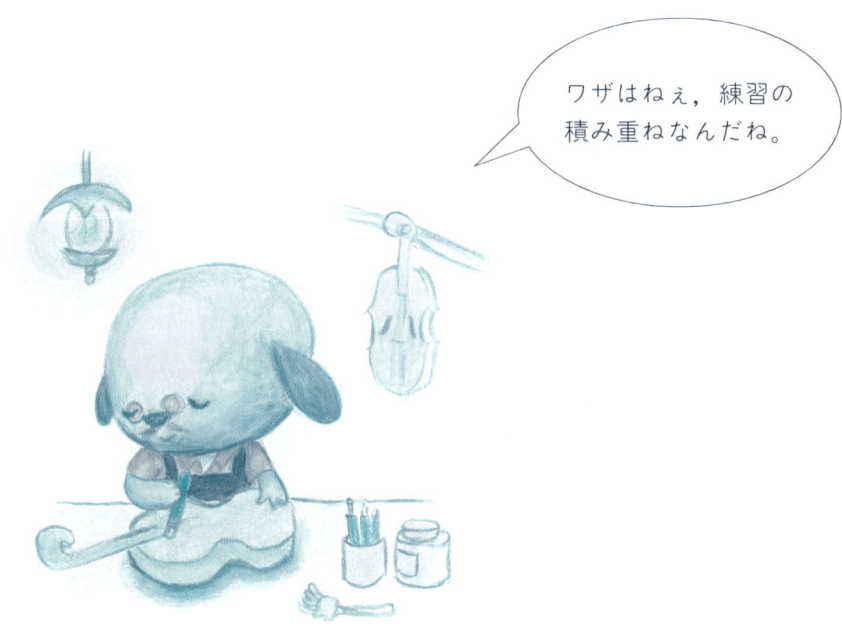

ワザはねぇ，練習の積み重ねなんだね。

学習した日付　　月　　日（　　）

ステップ1
自分を大切にできない考え方

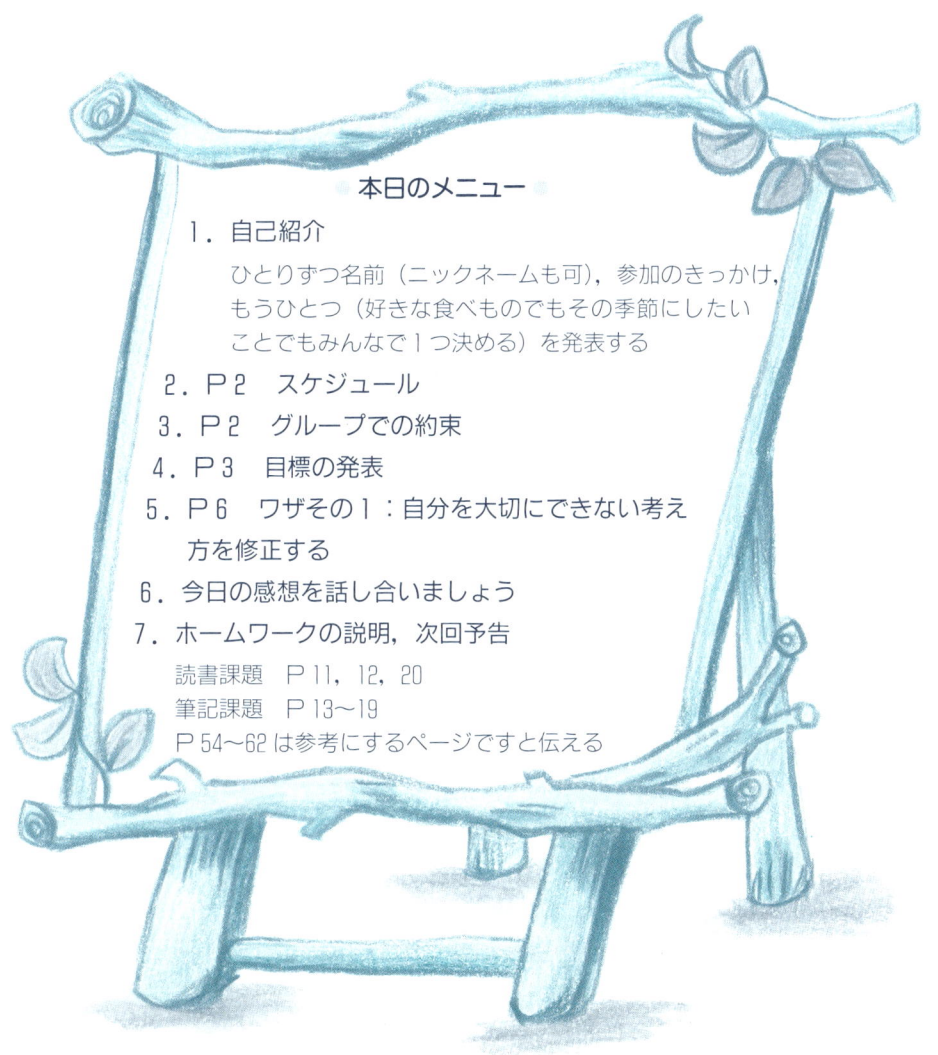

本日のメニュー

1. 自己紹介
   ひとりずつ名前（ニックネームも可），参加のきっかけ，もうひとつ（好きな食べものでもその季節にしたいことでもみんなで1つ決める）を発表する
2. P2　スケジュール
3. P2　グループでの約束
4. P3　目標の発表
5. P6　ワザその1：自分を大切にできない考え方を修正する
6. 今日の感想を話し合いましょう
7. ホームワークの説明，次回予告
   読書課題　P11，12，20
   筆記課題　P13〜19
   P54〜62は参考にするページですと伝える

ワザ その1
自分を大切にできない考え方を修正する

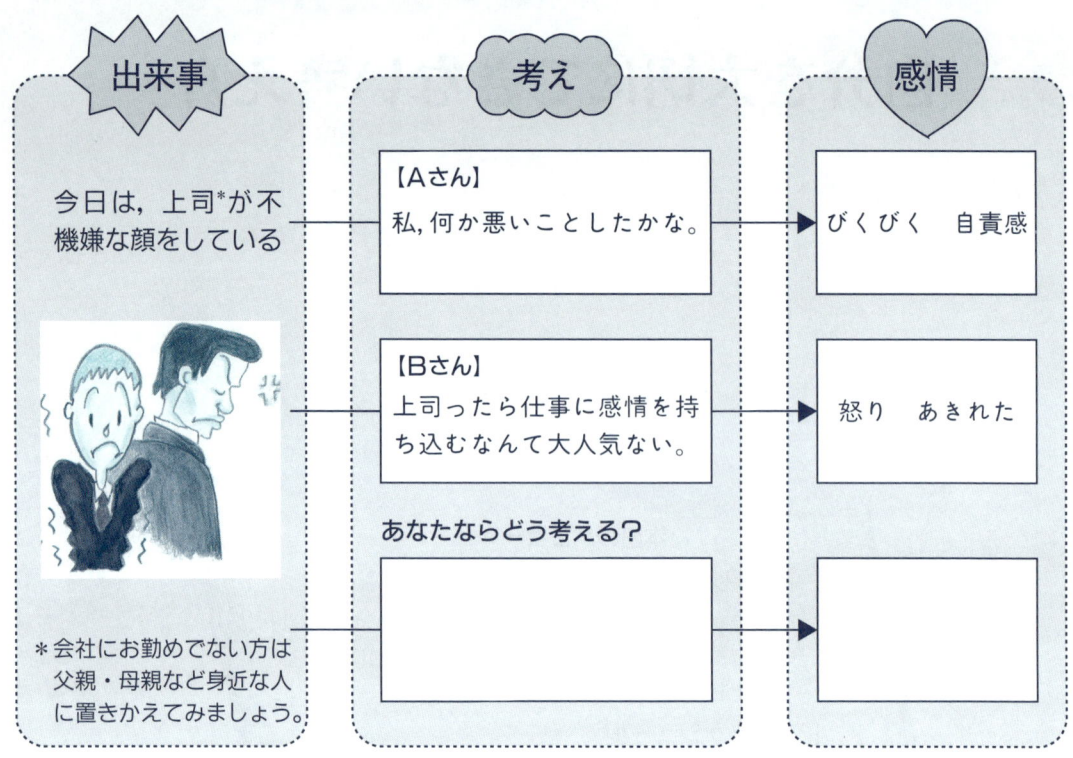

【出来事】今日は，上司*が不機嫌な顔をしている

【Aさん】私，何か悪いことしたかな。 → びくびく　自責感

【Bさん】上司ったら仕事に感情を持ち込むなんて大人気ない。 → 怒り　あきれた

あなたならどう考える？

＊会社にお勤めでない方は父親・母親など身近な人に置きかえてみましょう。

1．感情は自分のもの

　上の図を見てみましょう。今日は上司が不機嫌な顔をしています。

　Aさんは，「私，何か悪いことしたかな」と考えて，びくびくした気分になり自分に何か落ち度があっただろうかと自分を責める気持ちになりました。

　一方，Bさんは，「上司ったら仕事に感情を持ち込むなんて大人気ない」と考え，怒りがわきました。さらにそんな上司にあきれる気持ちになりました。

　ふたりが経験した出来事は同じなのに，味わう感情は全く別のものでした。それはふたりの考えが違ったからです。ではなぜ考えが違うのでしょうか。原因は人それぞれです。家庭環境？　体質的なもの？　虐待を受けたから？　原因探しはいくらでもできるものです。でも私たちが知るべきことは，どうしたら感情が良い方向へ向かうのかです。過去を振り返るよりも，これから未来へむけて，自分で何ができるかを考えるのです。

2．嫌な気分はたいてい自分を大切にできない歪んだ考えから生じるものです

　これまでのつらい体験，体質，環境などさまざまなことが影響して，今のあなたの考えが作られてきました。今感じている嫌な気分はあなたの考えが引き起こしていることなのです。次のページを見て，あてはまるものがないか，自分を振り返ってみましょう。

☞ **手 順**　自分が落ち込んだり不安になったり怒りを感じたときにあてはまるものに○を，時々あてはまるものに△をつけましょう。どのくらいあてはまるか発表しましょう。

思考パターン	○/△	内　容
一般化のしすぎ		１つの失敗やいやな出来事だけを根拠に「いつも〜だ」「すべて〜ない」のように，「一事が万事」式に考える。 【例】 ・２，３種類の薬が自分に合わなかっただけで，自分はもう治る見込みがなく，人生は絶望的だと考える。 ・一度友人と気まずくなったら，あの人とはすべて合わない，気に入らないと思う。
自分への関連づけ		何か良くないことが起こったとき，自分に関係ないことまで自分の責任だと判断する。 【例】 ・上司が不機嫌そうだと，自分が劣っているからだと感じる。 ・母親が怒っていると，自分が何か悪いことをしたように感じる。
根拠のない推論		はっきりとした証拠がないまま結論を急ぎ，否定的にあれこれ考える。 【例】 ・上司が自分だけを誘わず食事に行くと，嫌われているからだと考える。 ・街ですれちがった友人が自分に声をかけなかったことを，気づかなかったからではなく「その人は私のことが嫌いだから無視した」と考える。
全か無か思考		ものごとを白か黒かで考える。善悪をはっきりさせないと気がすまない完全主義の傾向。 【例】 ・仕事で小さなミスをしただけでもうこの仕事には向いていないと考える。 ・周りの人を「あの人はいい人」「あの人は悪い人」と二者択一的に判断する。 ・少しでも短所が見えるとその人のことが嫌いになってもう普通に話すことができなくなってしまう。
すべき思考		「〜すべきだ」「〜しなければならない」といった思考。 【例】 ・どんなにきつくても悲しくても仕事をするべきだ。 ・いつだって私は親の期待に応えるいい子でいるべきだ。 ・親を悲しませてはいけない。 ・人に嫌われてはいけない。 ・すべては正しくなければならない。
過大評価と過小評価		自分の欠点や失敗を実際よりも過大に考え，長所や成功を過小評価する。逆に，他人の成功を過大に評価し，他人の欠点を見逃す。 【例】 ・先生は私が前よりよくなったねって言うけれど，たいしたことはない。先生はいいよ，仕事をしていて完璧な幸せな人生を送っているんだ。
感情による決めつけ		客観的事実ではなく自分がどのように感じているかを手がかりにして状況を判断する。 【例】 ・私があなたといてこんなにつらいんだから，あなたはひどい人間よ。 ・こんなにさみしい気持ちなんだから，わたしはひとりぼっちよ。 ・とにかく理屈抜きに嫌なものは嫌なんです，もうこんなところやめます！

自分を大切にできない考え方

　次の例はこれまでの参加者によくみられた自分を大切にできない考え方をしているくよ子さんに起きた出来事です。みなさんはくよ子さんの立場になって，似たような状況を経験したことはないか思い出したり（「職場」を友人グループや学校や家庭に置き換えたりして），自分ならどう考えるだろうかと考えたりしながら読んでください。
　※くよ子さんの例がピンとこない方は，P 59 の「病院の診察で…（病院バージョン）」も参考にしてください。

✿対人関係に悩むくよ子さん

> 　くよ子さんはあるプロジェクトを任されました。大きなプロジェクトで同期のみんなもうらやましがりました。
> 　ある日，上司がくよ子さんの書類を見てこう言いました。
> 「くよ子さん，ミスが多いじゃないか。しっかりしてくれよ」
> 　その後，上司が同僚の直子さんに「今日飲みに行くぞ」と声をかけるのが聞こえました。

あなたがくよ子さんならどう考えますか？

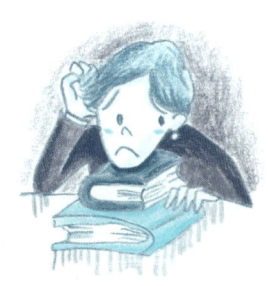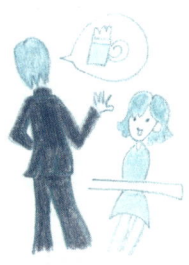

▶例がピンとこない方は…

　次の状況を想像してみてください。
・友人が別の共通の友人と今夜会う約束をしているらしい。あなたは誘われていない。
・主治医に厳しく注意された。その後，主治医と他の患者さんが談笑していた。
・家で，母親に「だらしない」と注意され，その後，母と兄弟が談笑していた。
・学校で先生に注意された。その後，別の生徒がほめられていた。

考え方を修正しよう

くよ子さんは落ち込んでいます。そこで下の表を使って自分の考え方を修正してもらいました。

❀くよ子さんの場合

その時浮かんだ自分の考え (ふとよぎった「私は…」「(相手)は…」「世の中は…」「将来は…」に続くような考えを書きます)	私はまたミスをしてしまった。どうして私は何をやってもだめなんだろう。それにひきかえ同僚は上司に飲みに誘われている。私は上司に嫌われてしまったのだろうか。世間は私みたいな人間でなく同僚の直子を必要としているんだ。私は世の中の役に立たない人間なんだ。
感 情 (どんな感情をどの程度感じたか)	落ち込み 80％　　自分を責める気持ち 70％　　無価値感 100％ ※ P 59 の感情語リストを参考にしてください。
考え方のクセ (あてはまるものに○をつけます)	⦿一般化のしすぎ・⦿自分への関連づけ・根拠のない推論・⦿全か無か思考・ すべき思考・過大評価と過小評価・感情による決めつけ
自分の考えの根拠となる事実	・仕事でミスをした。 ・上司に仕事のミスを指摘された。 ・上司が同僚を飲みに誘い，自分は誘われなかった。
あなたと同じ出来事を経験したら100人中何人があなたと同じ考え方をすると思いますか？	70 人
自分の考えと逆の事実や例外となる事実	・プロジェクトに大抜擢された。 ・上司に飲みに誘われたことは，過去，私にもある。 ・もしこの仕事に向いていないとしても，世間から必要とされていないわけではないし，他の仕事を試したわけではない。 ・仕事以外のことは叱られていない。
自分を大切にする考え方 (上の両方の事実をふまえたらどんな考え方になりますか)	たしかに仕事でミスをして叱られたことはつらかったけれど，ミスについて叱られただけであって，私はプロジェクトにも抜擢されたのだから，仕事の能力がないと落ち込む必要はない。同僚だけが飲みに誘われているのは気になるけれど，私も誘われたことはあるし，もう少し様子をみてみよう。ミスのことを叱られただけで上司に嫌われたと結論づけるのは早いだろう。
新しい感情 (自分を大切にする考え方をした結果の感情)	落ち込み 30％　　自分を責める気持ち 30％　　無価値感 10％

＊事実：見ること，聞くことのできる事柄で自分が予想したことではない点に注意して！

P8の「あなたがくよ子さんならどう考えますか?」の問いへの答えの欄に記入した考え方を分析してみましょう。

❀あなたの場合

出来事	

その時浮かんだ自分の考え (ふとよぎった「私は…」「(相手) は…」「世の中は…」「将来は…」に続くような考えを書きます)	
感情 (どんな感情をどの程度感じたか)	
考え方のクセ (あてはまるものに○をつけます)	一般化のしすぎ・自分への関連づけ・根拠のない推論・全か無か思考・すべき思考・過大評価と過小評価・感情による決めつけ
自分の考えの根拠となる事実	
あなたと同じ出来事を経験したら100人中何人があなたと同じ考え方をすると思いますか?	☐ 人
自分の考えと逆の事実や例外となる事実	
自分を大切にする考え方 (上の両方の事実をふまえたらどんな考え方になりますか)	
新しい感情 (自分を大切にする考え方をした結果の感情)	

＊事実：見ること，聞くことのできる事柄で自分が予想したことではない点に注意して！

読書課題　ホームワーク

実施予定日　　月　　日　　時
実施日　　　　月　　日　　時

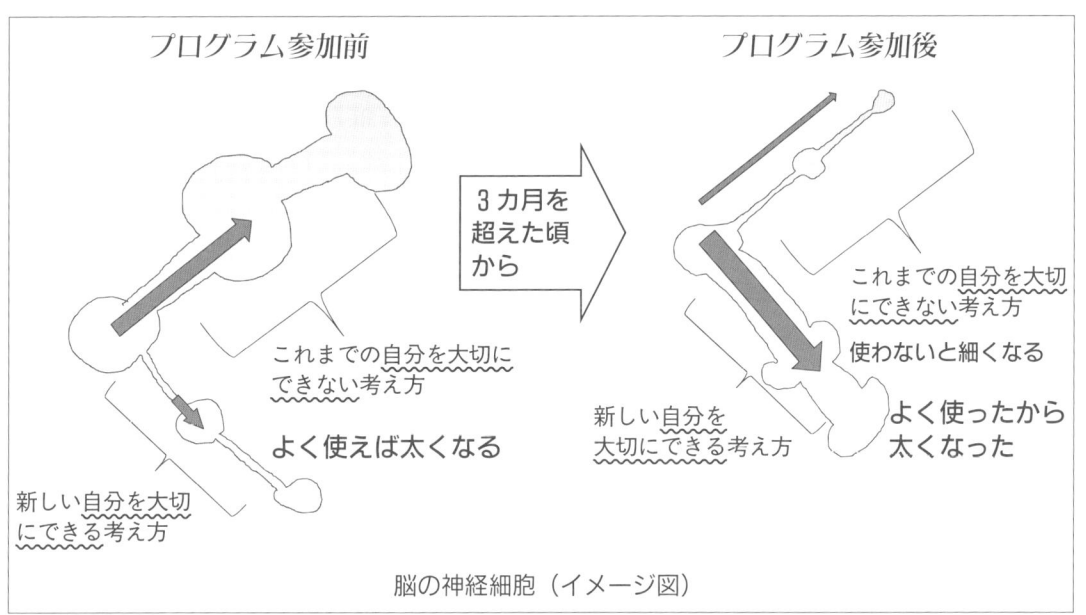

脳の神経細胞（イメージ図）

● 考え方を修正するしくみ

　上の図は私たちの脳の神経細胞のイメージ図です。私たちが物事を考えるとき，脳の中では神経細胞と神経細胞の間で情報がやりとりされます。そのときに，よく使う思考回路はどんどん太く活性化していきます。もし私たちがくよくよマイナス思考に陥ることが多ければマイナスの回路が太く活性化してしまうのです。するとついついマイナスに考えるクセがついてしまうのです。

　そこで私たちはこの本で，新しい「自分を大切にできる考え方」を学び，新しい回路を作ります。初めのうちは，これまで使い慣れたマイナス思考の「自分を大切にできない考え方」を使ってしまいがちです。なぜなら太くて慣れていて使いやすいからです。それでも新しい「自分を大切にできる考え方」を使う練習を続けることが大切です。よく使えば太くなります。個人差はありますが3～8カ月練習すればほとんどすべての人が上の図のように変化することができます。

　私たちが毎日練習を続けると，これまでの「自分を大切にできない考え方」の回路は細くなり，代わりに新しい「自分を大切にできる考え方」の回路が太くなります。

　ここまでくればしめたものです。私たちは自然に自分を大切にできる考え方ができるようになります。

●連続していること

考え方を修正するワザを使っていると，このような声を聞きます。

「このくらいつらい出来事があったのだから，落ち込むのは当然なのではないでしょうか。もう修正のしようがありません」

どんな出来事を体験しても常に100％自分を大切に健康的に考えられる人間も，常に自分を粗末に不健康にしか考えられない人間もいません。どんな人でも，出来事によってもしくはその日の体調や気分によって，健康的に考えられたり，不健康的に考えてしまったりするのです。さらにいえば，完璧で健康的な考え方はめったに存在しないとも言えます。ですから，ワザを使うときには，「今の自分の考え方が少しでも健康的な方向に近づけるように修正しよう」ということを目標にしてみましょう。つらい出来事があるともう考え方を修正するくらいでは対応できない，やってもムダだという気持ちになります。確かに，すべての出来事に100％完璧な健康的な考え方ができるとは限りません。しかし，思考修正がうまくいかないと思うとき，もしかしたら，〈健康的か不健康的か〉という全か無か思考（ものごとを白か黒かで考える）に陥っていませんか？　もしくは〈いつも完璧に健康的な思考をしなければならない〉という完全主義に陥っていませんか？　完璧な修正を目指すのではなくて，今より少しでも健康的な考え方に移動できる可能性を探る姿勢がほどよいでしょう。

一方で，出来事に対するほどよい反応の程度を知っておくことも大事です。そうすれば私たちがつらい出来事を経験したときに，出来事に対して妥当な程度に落ち込んでいる場合にはその感情を素直に受け入れるか，より健康的な思考を模索することができるからです。反対に出来事に対して過剰に落ち込んでいる場合にはワザを使って考え方を修正すればよいのです。下のコラムでは，ほどよい反応について考えます。

自分を大切にできる
健康的な考え方

自分を大切にできない
不健康な考え方

🌱 **コラム** 健全な自尊心 vs. 不健全な自尊心 ─────────────●

このプログラムは，自分を大切にすることを目的に作られています。自分に適切な自信を持って，くよくよせずに生きていくことを目指しています。しかし日本人の多くは〈謙遜〉という文化のため，自分に自信を持つことはあまりよくないことである，他人から傲慢だと思われるのではないかと考えがちです。

プログラムにもし時間的なゆとりがあれば，健全でほどよい自尊心と，不健全で傲慢で自己愛的な自尊心の違いについて比較しておくのもよいでしょう。他にも健全な悲しみと不健全な悲しみ，健全な後悔と不健全な後悔，健全な怒りと不健全な怒りについても考えてみましょう。

〈例〉	健全な自尊心	不健全な自尊心
	自分も他人も大切にできる	自分のことが最優先で他人をないがしろにする
	批判を受け入れることができる	批判されると激しく怒る

ホームワーク　　月　日（　）

出来事	
その時浮かんだ自分の考え （ふとよぎった「私は…」「（相手）は…」「世の中は…」「将来は…」に続くような考えを書きます）	
感　情 （どんな感情をどの程度感じたか）	
考え方のクセ （あてはまるものに○をつけます）	一般化のしすぎ・自分への関連づけ・根拠のない推論・全か無か思考・すべき思考・過大評価と過小評価・感情による決めつけ
自分の考えの根拠となる事実	
あなたと同じ出来事を経験したら100人中何人があなたと同じ考え方をすると思いますか？	□人
自分の考えと逆の事実や例外となる事実	
自分を大切にする考え方 （上の両方の事実をふまえたらどんな考え方になりますか）	
新しい感情 （自分を大切にする考え方をした結果の感情）	

＊事実：見ること，聞くことのできる事柄で自分が予想したことではない点に注意して！

ホームワーク　　月　日（　）

出来事	

その時浮かんだ自分の考え （ふとよぎった「私は…」「（相手）は…」「世の中は…」「将来は…」に続くような考えを書きます）	
感　情 （どんな感情をどの程度感じたか）	
考え方のクセ （あてはまるものに○をつけます）	一般化のしすぎ・自分への関連づけ・根拠のない推論・全か無か思考・すべき思考・過大評価と過小評価・感情による決めつけ
自分の考えの根拠となる事実	
あなたと同じ出来事を経験したら100人中何人があなたと同じ考え方をすると思いますか？	☐人
自分の考えと逆の事実や例外となる事実	
自分を大切にする考え方 （上の両方の事実をふまえたらどんな考え方になりますか）	
新しい感情 （自分を大切にする考え方をした結果の感情）	

＊事実：見ること，聞くことのできる事柄で自分が予想したことではない点に注意して！

ホームワーク　　月　日（　）

出来事	
その時浮かんだ自分の考え （ふとよぎった「私は…」「（相手）は…」「世の中は…」「将来は…」に続くような考えを書きます）	
感　情 （どんな感情をどの程度感じたか）	
考え方のクセ （あてはまるものに○をつけます）	一般化のしすぎ・自分への関連づけ・根拠のない推論・全か無か思考・すべき思考・過大評価と過小評価・感情による決めつけ
自分の考えの根拠となる事実	
あなたと同じ出来事を経験したら100人中何人があなたと同じ考え方をすると思いますか？	□人
自分の考えと逆の事実や例外となる事実	
自分を大切にする考え方 （上の両方の事実をふまえたらどんな考え方になりますか）	
新しい感情 （自分を大切にする考え方をした結果の感情）	

＊事実：見ること，聞くことのできる事柄で自分が予想したことではない点に注意して！

ホームワーク　　　月　　日（　）

出来事	
その時浮かんだ自分の考え （ふとよぎった「私は…」「(相手)は…」「世の中は…」「将来は…」に続くような考えを書きます）	
感　情 （どんな感情をどの程度感じたか）	
考え方のクセ （あてはまるものに○をつけます）	一般化のしすぎ・自分への関連づけ・根拠のない推論・全か無か思考・すべき思考・過大評価と過小評価・感情による決めつけ
自分の考えの根拠となる事実	
あなたと同じ出来事を経験したら100人中何人があなたと同じ考え方をすると思いますか？	□ 人
自分の考えと逆の事実や例外となる事実	
自分を大切にする考え方 （上の両方の事実をふまえたらどんな考え方になりますか）	
新しい感情 （自分を大切にする考え方をした結果の感情）	

＊事実：見ること，聞くことのできる事柄で自分が予想したことではない点に注意して！

ホームワーク

月　日（　）

出来事	

その時浮かんだ自分の考え （ふとよぎった「私は…」「（相手）は…」「世の中は…」「将来は…」に続くような考えを書きます）	
感　情 （どんな感情をどの程度感じたか）	
考え方のクセ （あてはまるものに○をつけます）	一般化のしすぎ・自分への関連づけ・根拠のない推論・全か無か思考・すべき思考・過大評価と過小評価・感情による決めつけ
自分の考えの根拠となる事実	

あなたと同じ出来事を経験したら100人中何人があなたと同じ考え方をすると思いますか？　　　人

自分の考えと逆の事実や例外となる事実	
自分を大切にする考え方 （上の両方の事実をふまえたらどんな考え方になりますか）	
新しい感情 （自分を大切にする考え方をした結果の感情）	

＊事実：見ること，聞くことのできる事柄で自分が予想したことではない点に注意して！

ホームワーク　　　月　　日（　　）

出来事	

その時浮かんだ自分の考え （ふとよぎった「私は…」「（相手）は…」「世の中は…」「将来は…」に続くような考えを書きます）	
感　情 （どんな感情をどの程度感じたか）	
考え方のクセ （あてはまるものに○をつけます）	一般化のしすぎ・自分への関連づけ・根拠のない推論・全か無か思考・すべき思考・過大評価と過小評価・感情による決めつけ
自分の考えの根拠となる事実	

あなたと同じ出来事を経験したら100人中何人があなたと同じ考え方をすると思いますか？　　　　人

自分の考えと逆の事実や例外となる事実	
自分を大切にする考え方 （上の両方の事実をふまえたらどんな考え方になりますか）	
新しい感情 （自分を大切にする考え方をした結果の感情）	

＊事実：見ること，聞くことのできる事柄で自分が予想したことではない点に注意して！

ホームワーク　　　月　日（　）

出来事	
その時浮かんだ自分の考え （ふとよぎった「私は…」「（相手）は…」「世の中は…」「将来は…」に続くような考えを書きます）	
感　情 （どんな感情をどの程度感じたか）	
考え方のクセ （あてはまるものに○をつけます）	一般化のしすぎ・自分への関連づけ・根拠のない推論・全か無か思考・すべき思考・過大評価と過小評価・感情による決めつけ
自分の考えの根拠となる事実	
あなたと同じ出来事を経験したら100人中何人があなたと同じ考え方をすると思いますか？	人
自分の考えと逆の事実や例外となる事実	
自分を大切にする考え方 （上の両方の事実をふまえたらどんな考え方になりますか）	
新しい感情 （自分を大切にする考え方をした結果の感情）	

＊事実：見ること，聞くことのできる事柄で自分が予想したことではない点に注意して！

コラム　イタ～イ人にならないために

　考えを修正するワザを使っていると，よくイターイ人（周りから見ると勘違いした人）になることが起こります。

　たとえば，P8のくよ子さんの例で，自分を大切にする考え方として「同僚は上司に飲みに誘われているけれど，本当は私の方が上司からいい評価を得ているんだ，私は何の問題もない」と結論づけたとします。

　さぁ，これで気分もすっきり，めでたし，めでたし，でしょうか？　この考え方は，果たして現実をしっかり見つめた考え方でしょうか？

　もしかしたら，上司はくよ子さんより，同僚の方が仕事のパートナーとしていいかもしれないと思っているかもしれません。もしかしたら，上司はくよ子さんに怒っているかもしれません。

　くよ子さんが挙げた事実からは，これらの可能性を否定することはできません。時期尚早にそのようなマイナスの可能性をいっさい無視して，無理やりにプラスの考えに結論づけるのは，とても危険なことです。いわゆる空気の読めないイターイ人になってしまうのです。

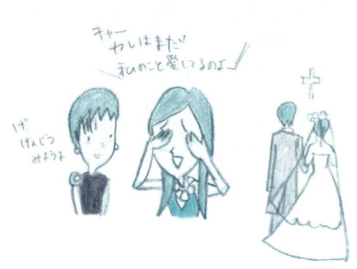

　このワザは，考え方を〈プラス〉にするワザではなく，現実をいろいろな角度から見て正しく検討し，必要以上に落ち込んだり，怒ったり，勘違いしたりしないようにするワザなのです。

コラム　なかなかピンときません…

　ホームワークを難しいと感じますか？

　たとえば，落ち込む出来事がそもそも思い浮かばない，ホームワークをしてみたけれどあまり効果がなかった，どうしても自分を大切にする考え方がピンとこない，無理やりプラス思考にしているだけで無理がある，など。

　そんな時には，以下の点をチェックしてみましょう。

- ホームワークに書くのは些細な出来事でもいいですよ。「この落ち込みはしょうがない」とあきらめてしまわずに。本当に妥当な落ち込みかどうかをチェックしてみませんか？
- 出来事の書き方が，曖昧すぎませんか？　いつ？　どこで？　だれと？　何が起こったのでしょう？
- 無理にプラス思考にもっていこうとするあまり，感情を押し込めすぎていませんか？　感情を押し込めすぎる傾向は，男性や理性的な方に多く見られますよ。プラス思考を目指すというより，自分では認めたくないような感情は隠れていないか，その感情の基になる考え方は現実を正しく捉えた考え方なのかどうかを検討してみてください。
- 自分の考えと反対の事実を見つけるのは，時間がかかります。また，新しい自分を大切にする考え方がピンとくるのにも時間がかかります。今，結論を急いで出さずに2～3週間様子をみることを心がけてください。

学習した日付　　月　　日（　　）

ステップ2
自分を大切にできないのはなぜ？

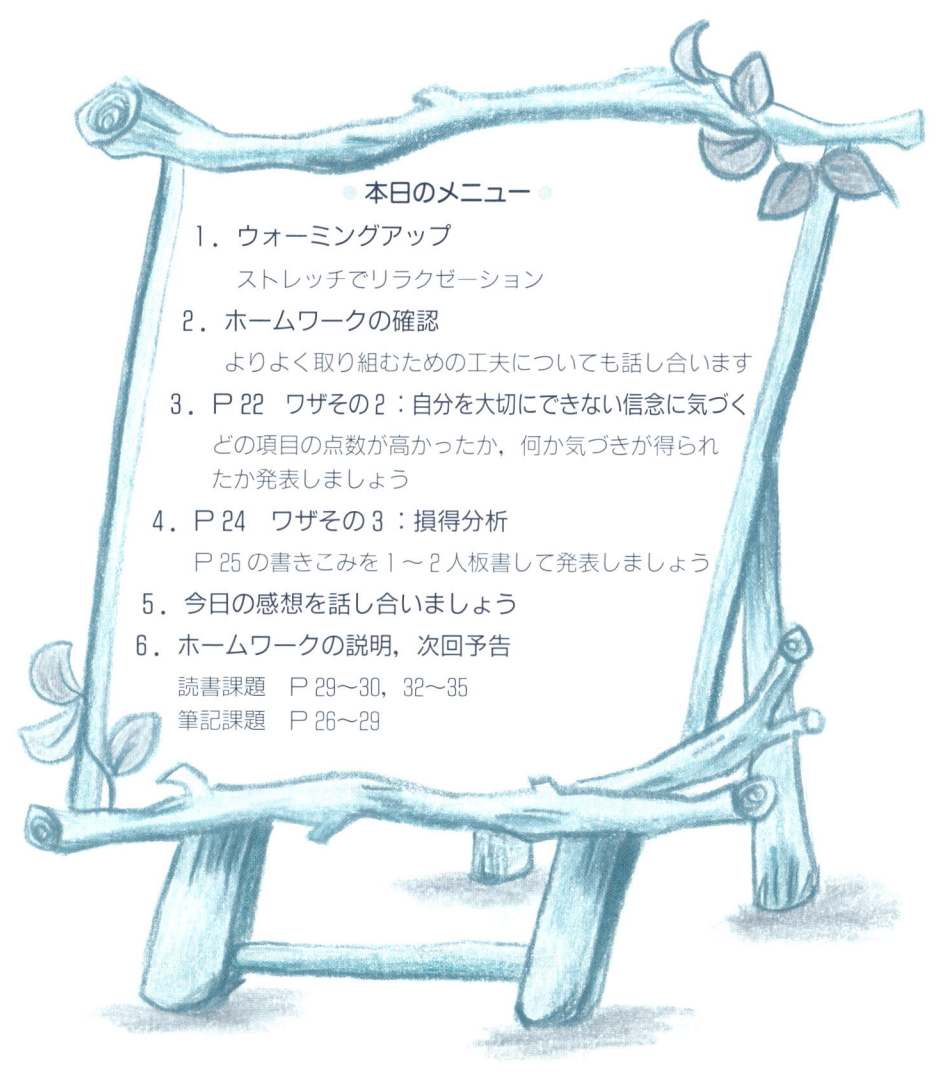

本日のメニュー

1. ウォーミングアップ
   ストレッチでリラクゼーション
2. ホームワークの確認
   よりよく取り組むための工夫についても話し合います
3. P22　ワザその2：自分を大切にできない信念に気づく
   どの項目の点数が高かったか，何か気づきが得られたか発表しましょう
4. P24　ワザその3：損得分析
   P25の書きこみを1～2人板書して発表しましょう
5. 今日の感想を話し合いましょう
6. ホームワークの説明，次回予告
   読書課題　P29～30，32～35
   筆記課題　P26～29

ワザ その2
自分を大切にできない信念に気づく

☞ **手 順**

それぞれの項目について，たいていの場合どう感じるか印をつけてください。

	0 まったくそう思わない	1 ほとんどそう思わない	2 どちらでもない	3 ややそう思う	4 強くそう思う
1．批判されると，私はとても動揺することが多い。	0	1	2	3	4
2．人から認めてもらわないと，自分はあまり価値がない人間と感じる。	0	1	2	3	4
3．自分が幸せで価値ある人間と感じるためには，人から認められることが必要だ。	0	1	2	3	4
4．批判されると，私はときどき自己防衛過剰になる。	0	1	2	3	4
5．私の自尊感情は，他人が自分をどう思うかに大きくかかっている。	0	1	2	3	4
(　　　　　) 1〜5の小計　　点					
6．誰かに愛されていないと，私は幸せや満足を感じることができない。	0	1	2	3	4
7．愛されていなければ，私は不幸せになってしまう。	0	1	2	3	4
8．誰かに拒絶されるようなことがあれば，私は自分にどこか悪いところがある，と思ってしまうだろう。	0	1	2	3	4
9．自分が幸せで価値ある人間と感じるためには，愛されることが必要だ。	0	1	2	3	4
10．ひとりぼっちで，愛されていないときっと不幸せになる。	0	1	2	3	4
(　　　　　) 6〜10の小計　　点					
11．ときどき自分があまり成功者ではないと考え，動揺する。	0	1	2	3	4
12．すぐれたキャリア，社会的身分，富，名声などの持ち主は，とりたてて成功していない人よりはきっと幸せになる。	0	1	2	3	4
13．大きな業績をあげた人は，そうでない人より価値の高い人だ。	0	1	2	3	4
14．自分よりも知的で成功した人に，私は劣等感をもつことがある。	0	1	2	3	4
15．私の自尊感情は，自分がどれだけ生産的で成功したかに大きく左右される。	0	1	2	3	4
(　　　　　) 11〜15の小計　　点					

	0 まったくそう思わない	1 ほとんどそう思わない	2 どちらでもない	3 ややそう思う	4 強くそう思う
16. 失敗したりミスを犯せば，人々は私をつまらない人間と考えるだろう。	0	1	2	3	4
17. 失敗したときは，自分が価値の低い人間と感じる。	0	1	2	3	4
18. 今までに犯した失敗を知ったら，皆は私を軽蔑するだろう。	0	1	2	3	4
19. 自分がミスを犯すと，私はいつもかなり動揺する。	0	1	2	3	4
20. 私はいつも完璧をもとめて努力すべきと感じる。	0	1	2	3	4
( )　16〜20 の小計　　点					
21. 他人が自分の期待にこたえないと，私はしばしば動揺する。	0	1	2	3	4
22. 私は他人からもっとよい待遇を受けて当然と感じることが多い。	0	1	2	3	4
23. 人間関係上の問題は，たいてい私ではなく他人に責任がある。	0	1	2	3	4
24. 私はよく他人に欲求不満や怒りを感じる。	0	1	2	3	4
25. 私は他の人からもっとよい待遇を受けるに値するような気がする。	0	1	2	3	4
( )　21〜25 の小計　　点					
26. 他人が私に怒っているのを見ると，自分のせいと感じることが多い。	0	1	2	3	4
27. 友人や家族とうまくいかないと，私は非常に自己批判的になる。	0	1	2	3	4
28. 人間関係に問題があるとき，私は通常自分に責任があると感じる。	0	1	2	3	4
29. 誰かが私に怒っているときは，通常私に責任があるような気がする。	0	1	2	3	4
30. 誰かを喜ばせることができないと，私は自己批判的になる。	0	1	2	3	4
( )　26〜30 の小計　　点					
31. ものごとが良い方向に変わるかどうか，私は悲観的に思う。	0	1	2	3	4
32. 私の人生で起こる問題の解決は，非常に困難か不可能である。	0	1	2	3	4
33. いやな気分になる理由は，自分がコントロールできない要因によるものと思う。	0	1	2	3	4
34. 私は，自分が本当に幸せで価値ある存在と感じることはないと思う。	0	1	2	3	4
35. 私の問題を解決する上で，他人が助けになることはほとんどない。	0	1	2	3	4
( )　31〜35 の小計　　点					

表の小計欄の（　）に書き込みましょう。以下の数字は点数でなく通し番号です。
1〜5：承認依存度／6〜10：愛情依存度／11〜15：業績依存度／16〜20：完璧主義度
21〜25：全能感／26〜30：自己非難度／31〜35：絶望感

ワザ その3　損得分析

前のページでは，みなさんの自分を大切にできなくなっている原因の「信念」について振り返りました。点数の高い信念や，その信念と関係している考え方をいくつか選んで，その分析を行いましょう。

❁うつ子さんの例

> うつ子さんはここのところ仕事の面接がうまくいかず落ち込む日々が続いています。ある雨の日，うつ子さんが道を歩いていた時のことです。うつ子さんはうっかり水たまりを踏んでしまいました。せっかくの靴はびしょぬれです。うつ子さんは，「ああ，やってしまった。私は何をやってもダメなんだ。仕事も決まらないダメな人間なんだ。私なんてこの世界にいてもいなくても一緒なのよ。誰も私のことなんて必要としていないんだ。もういやだ」と考えて気分が落ち込みました。そこで損得分析をしてもらいました。

☞ 手順

自分を大切にできない考えのメリット，デメリットを挙げます。そしてメリットとデメリットの両方を見比べてより自分に影響の大きい方に不等号（＜, ＞）を書きます。デメリットが大きい場合は代わりの新しい考え方を書き込みます。

損得分析	
（自分を大切にできない考え） 自分は何をやってもダメなんだ。仕事も決まらないダメな人間なんだ。私なんてこの世界にいてもいなくても一緒なのよ。誰も私のことなんて必要としていないんだ。もういやだ。	
得　そう考えることのメリット	損　そう考えることのデメリット
・悲劇のヒロインになって落ちこんだ気分に浸ることができる。 ・つらい感情を吐き出すことができる。	・水たまりと仕事の不採用は全く無関係なのに必要以上に落ち込んでいる。 ・これから先，就職活動をする気がなくなるかもしれない。 ・生きていく気力すらなくなりそうだ。
新しい考え方	私は決して幸せとは言えないけれど，水たまりに落ちたことで悲劇のヒロインぶって余計落ち込むのは損だ。今はとにかく面接に向けてがんばろう。

（メリットとデメリットの間に「＜」）

メリットとデメリットを見比べて，メリットの方が大きければ，その感情を素直に受け入れましょう。デメリットの方が大きければ，ワザその1「自分を大切にできない考え方を修正する」（P6を参考に）で考え方を修正します。

自分を大切にできない考えの損得分析をしてみましょう。

損 得 分 析	
（自分を大切にできない考え）	
得　そう考えることのメリット	そう考えることのデメリット　損
新しい考え方	

　このワザを使うことで，みなさんが知らず知らずのうちに行っている「どうせ私なんかいいのよ」といった損する考え方が明らかになります。まずは自分が考え方で損をしているという事実に気づくことが大切です。考え方の修正は，それからでよいのです。

　自分を大切にできない考え方は，これまでのみなさんの育った環境や性格や出会った人，経験などと深く結びついています。だから考え方を修正したり，新しい考え方を持ったりすることが難しいでしょう。でも，困ったときに，自分の考え方が絶対ではなくて他にも考え方はあるんだと思えるだけでずいぶん救われるものです。
　今日の感想をみなさんで話し合いましょう。

ホームワーク

月　日（　）　　損 得 分 析

（自分を大切にできない考え）
....
....
....

得 そう考えることのメリット	そう考えることのデメリット 損

新しい考え方	

月　日（　）　　損 得 分 析

（自分を大切にできない考え）
....
....
....

得 そう考えることのメリット	そう考えることのデメリット 損

新しい考え方	

27

月　　日（　　）	損 得 分 析

（自分を大切にできない考え）

得　そう考えることのメリット	そう考えることのデメリット　損

新しい 考え方	

月　　日（　　）	損 得 分 析

（自分を大切にできない考え）

得　そう考えることのメリット	そう考えることのデメリット　損

新しい 考え方	

月 日（　）	損 得 分 析	
（自分を大切にできない考え）		

得 そう考えることのメリット	そう考えることのデメリット 損

新しい考え方	

月 日（　）	損 得 分 析	
（自分を大切にできない考え）		

得 そう考えることのメリット	そう考えることのデメリット 損

新しい考え方	

| 月　日（　） | 損　得　分　析 |

（自分を大切にできない考え）
....
....
....

得 そう考えることのメリット	そう考えることのデメリット 損

| 新しい考え方 | |

🌱 コラム　自分を大切にできない考えの中に潜んでいるメリット

　損得分析をするときに，よく「そもそも自分を大切にできない考えにメリットなんてあるわけないでしょう」とおっしゃる方がいます。

　たとえば，仕事の採用試験に落とされたマサオさんは，「どうせ僕はあんな一流企業に入れるわけがない。どうせ僕は三流なんだ」と考えました。

　この場合のデメリットを思いつくのは簡単でしょう。①自分に自信がなくなる，②他の一流企業に採用される可能性を見落としている……などなど。これだけデメリットが多いにもかかわらず，多くの人々はこのようなマイナス思考から抜け出せないことが多いのです。

　それは，このマイナス思考に隠れたメリットがあるからです。

　多くの人は，「好きでマイナス思考なんてしているわけありませんよ」と言います。しかし，マイナス思考が昔から毎日のように続いているということは，あなたはそのマイナス思考でなんらかの〈得〉をしているのです。例えば，こんなメリットです。①これ以上仕事の採用試験で落とされて自信を失う可能性が減る，②仕事の採用試験に落ちたことを会社のレベルが高いせいにすれば，自分の採用面接場面における欠点（例えば身だしなみが整っていない，自己主張が苦手であるなど）を直視せずにすむ，といった具合です。

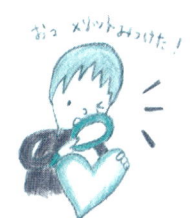

　マイナス思考のメリットを明らかにすることは，簡単なことではありません。しかしマイナス思考をやめるための第一歩となります。

🌱 コラム　こんな参加者がいました──ダブルで落ち込んでいたエイコさんの例

　P 22, 23の「自分を大切にできない信念」の問いに答えながら，失恋直後だったエイコさんは思いました。「私をつらくさせていたのはこの信念だったんだ……」。しかし一方で，7番目の項目「愛されていなければ，私は不幸せになってしまう」の問いには「こんな質問，誰だって高い点数がつくに決まっているじゃない。愛されていなければ誰だって不幸せになってしまうに決まっているわ」とも思いました。エイコさんには，この間違った信念が正しいと思えたのです。

　しかし，グループでどの項目が最も高い点数だったかを挙手で尋ねる場面で，エイコさんは驚きました。参加している全員が全員「愛されていなければ，私は不幸せになってしまう」と思っているわけではなかったのです。さらに，この「愛されていなければ，私は不幸せになってしまう」という信念を損得分析してみたところ，ある発見があったのです。愛されていなければ不幸せになってしまうという考えの最も大きなデメリットは，「人からの愛情という自分ではどうしようもできない不安定なものにいつもふりまわされた，主体性を失った人生になってしまうこと」だったのです。

🌱 コラム　自尊心の階段

　自分を大切にできない信念を持っている人は，条件つきでなら自尊心を持つことができるようです。たとえば，「仕事で成功すれば」「人から愛されれば」自分を大切にできるという具合です。これを条件つき自尊心と呼びます。「私は自分を認めることができている。なぜなら……」という文章の……に入るものが条件です。みなさんにも心あたりはありませんか？

　実は，自尊心には，いくつかの段階があるのです。

　現在自尊心が低い，という方がいれば，まず条件つきでも自尊心を高めることから始めます。たとえば，「早起きができた自分に自信を持つ」といった具合です。

　次に，無条件の自尊心を持つ段階があります。これはたとえ早起きができなくても自尊心を持つということです。

　さらに最終段階としては，自尊心が高い低いということを問題にせずありのままを受け止める段階があります。価値があるかどうかは関係なく，価値がある存在でもなんでもないただそのままの自分がいると考えるのです。これは認知療法の中でも比較的最近現れた新しい考え方といわれ東洋的な思想に基づいています。

　あなたは今どの段階でしょうか。

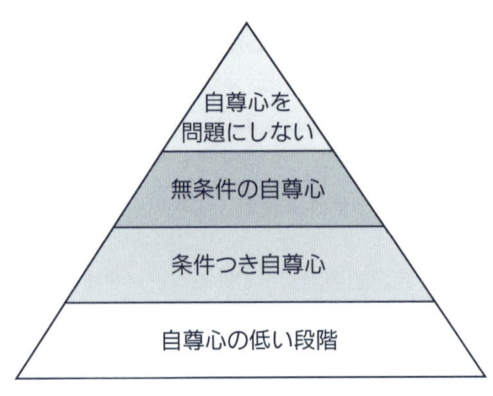

学習した日付　　月　　日（　　）

ステップ３
悪循環から抜け出すには

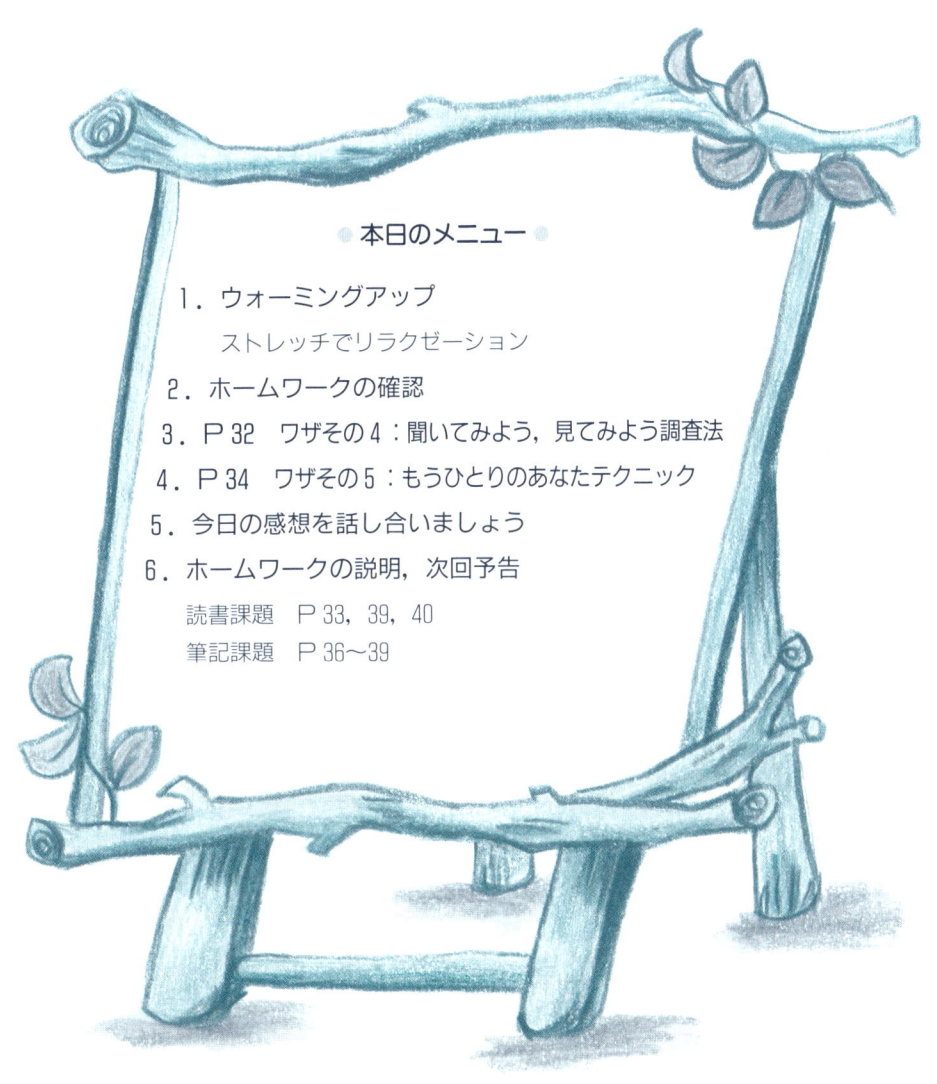

●本日のメニュー●

1. ウォーミングアップ
   ストレッチでリラクゼーション
2. ホームワークの確認
3. P32　ワザその４：聞いてみよう，見てみよう調査法
4. P34　ワザその５：もうひとりのあなたテクニック
5. 今日の感想を話し合いましょう
6. ホームワークの説明，次回予告
   読書課題　P33，39，40
   筆記課題　P36〜39

ワザ その4
聞いてみよう，見てみよう調査法

　自分を大切にできない人は，知らず知らずのうちに悪循環にはまっていきます。過去に傷ついた経験があって，それで人の中に入っていくことを避けるようになって，その結果友達も減って，仕事ができない自分を責めて，それでまた「どうせだめだ，死んでしまいたい」と思って，また外に出られなくなって……。この悪循環をどうしたらよいでしょう。

☞ 手　順

　「聞いてみよう，見てみよう調査法」は，あなたの考えや感情，態度が適切であるかどうかを調べるために，他の人に聞いてみたり，観察してみたりする方法です。

　たとえば，人前で話す時に不安になるのはおかしいと思っているとしたら，家族や友達やこのプログラムで知り合った仲間何人かに，自分と同じように感じているかどうかを聞いて，確かめます。自分の考え方のクセに気づくことができたり，どう考えたりふるまったりすれば自分を大切にできるのかといったヒントがもらえたりします。

（私，朝起きるのが苦手でついつい昼まで寝ていてだらしないって思っているのよ。）

（私も毎日二度寝しちゃうのよね。目が覚めたら昼なのよ。）

（なーんだ！あなたもそうだったのね。）

★誰かに聞いて確かめてみよう。
★聞くのをためらう人は，観察してみよう。

【これまでの参加者の例】
どのくらい寝てる？　日頃何してる？
つらい気持ちになるときはある？
親はうるさい？　部屋はきれい？

聞き取り調査または観察してみたいこと

....
....
....
....
....
....
....

調査・観察できる日にち　　　月　　　日（　）

聞いてみよう，見てみよう調査法のこんな使い方

例1

　受付の女性がやっぱりどうしても私の噂話をして笑っているようにみえるのです。考え方を変えようとして，P13のような思考記録表をつけてみたのですけれど，逆の証拠となる事実がわからないのです……。私が診察券を出した後にくすくす笑ったのです。

ワザをこんなふうに使いました

　ためしに，私以外の患者さんが診察券を置いたときにも受付の女性がクスクス笑っているかどうか観察してみました。すると，その女性は，ずっと隣の女性と笑っていました。さらに，一度も私のほうを見ませんでした。もしかしたら他の話だったのかな。ためしに少しだけ近づいて話の内容を聞いてみたら，旅行の話だったみたい……。なんだ，思い違いだったかと思いました。私，いつも自分はしゃべり方が変だって思っているからついつい笑われてしまうんじゃないかって思っていて，自分に関連づけていたみたいです。

例2

　私は昔から，人にとっても気を遣うのです。特に何人かでいるときに，しーんとなったりすると，どうにか無理やりにでも話をつなげてその場をなごませなければならない！と思うのです。この「すべき思考」には気づいているのですが……実際，人の中でどうふるまったらいいかわからなくて，困っています。

ワザをこんなふうに使いました

　ちょうど親戚の集まりがあったので，「人が集まって話題に困ったときにみんなはどうしているのか」を観察してみました。いつもの自分のように気を遣って話すことはやめて，人の観察をしました。すると，案外みんな食べ物を食べたり，その食べ物やついているテレビなどの話題について話し，話題が途切れても何にも話さず平気そうでした。
　なにも毎回話題が途切れるたびに私だけが頑張る必要はないのだなと思えました。

例3

　私はこのプログラムに参加していますが，ホームワークが難しく感じています。他の参加者はホームワークもやってきていて，スラスラ書き込むことができて，順調に回復できているようです。なのに私はつまずいてばかりで……。なんだかとりのこされたようです。私は落ちこぼれの気分を味わっています。

ワザをこんなふうに使いました

　プログラムが終わった後に，思い切って他の参加者に声をかけてみました。「ね，このプログラムに参加してみてどう？　難しくない？」ときいてみると，その人は「うん，実は私も。ホームワークは途中までしかいつもできないし。先週とか特にうつがひどくて，あんまりできなかったんだよね」と答えました。
　なーんだ，私はまた「他の人はうまくいっているのに自分だけできていない」って思い込んでいた，と気づきました。根拠のない推論になっていたなぁと思います。

ワザ その5
もうひとりのあなたテクニック

👉 手順（ひとりで）
　あなたの大切な人がそばで落ち込んでいます。あなたはどんな声をかけますか？　大切な人にかけるようなことばを，自分自身にかけてみましょう。鏡の前でやってみましょう。とってもうまくいきますよ。

👉 手順（グループで）
① 2人1組を作りましょう。
② ひとりは，相手の自分を大切にできない考えや信念を自分の悩みのようにして声に出して読みます。
③ もうひとりは，相手にことばをかけてください。

＊つまずいたら役割を交代してみて相手にプラス思考のアイデアをもらいましょう。

自分のマイナス思考

効果的だったことばをメモしておきましょう

ホームワーク（記入例）

☞ **手　順**　　自分を大切にできない考えを挙げます。それに対して「聞いてみよう，見てみよう調査法」を使って行動したこと，または「もうひとりのあなたテクニック」を使って考えたことばを中央に書きます。その結果わかったこと，考えたことを右側に書き込みます。

●例１－「聞いてみよう，見てみよう調査法」を使った場合

自分を大切にできない考え	試してみたこと ★行った方法（ワザ）に○をつけます ⦅聞いてみよう，見てみよう調査法⦆ もうひとりのあなたテクニック	結　果 （ワザを使ってわかったこと，考えたこと）
母に話しかけたらそっけない態度をとられ，何か自分は悪いことをしたかなあと思った。親からも見捨てられて自分は価値のない人間なんだ。	結論を急がずに，試しに父や妹が母に話しかけるのを見ていた。母が「今日は朝から頭痛がひどくて…」と話すのを聞いた。母は父にも妹にもそっけないというより会話に専念できない様子だった。	「なーんだ。母は私にだけそっけないんじゃないし見捨てたわけじゃないんだ。よかった。」

●例２－「もうひとりのあなたテクニック」を使った場合

自分を大切にできない考え	試してみたこと ★行った方法（ワザ）に○をつけます 聞いてみよう，見てみよう調査法 ⦅もうひとりのあなたテクニック⦆	結　果 （ワザを使ってわかったこと，考えたこと）
久しぶりに会った友達は仕事もうまくいっていて結婚もしたと言っていた。それにひきかえ自分はちっともうまくいっていない。ああ落ち込む。みじめだなぁ。	同じように悩む友達がいたらなんて声をかけてあげるかな…何も浮かばないな。「人と比べてもしょうがないぞ」かな…。そうだ，いつもポジティブなAさんなら「いや～これからだ！　自分も今から花咲かせるぞ！」って言うかな。	まだ心の底では友達をうらやましいと正直思うけど，まあ比べてもしょうがない。今からがんばろうって思えば少し楽になったかな。

ホームワーク

月　　日（　　）		
自分を大切にできない考え	試してみたこと ★行った方法（ワザ）に○をつけます 聞いてみよう，見てみよう調査法 もうひとりのあなたテクニック	結　果 （ワザを使ってわかったこと，考えたこと）

月　　日（　　）		
自分を大切にできない考え	試してみたこと ★行った方法（ワザ）に○をつけます 聞いてみよう，見てみよう調査法 もうひとりのあなたテクニック	結　果 （ワザを使ってわかったこと，考えたこと）

月　　日（　　）		
自分を大切にできない考え	試してみたこと ★行った方法（ワザ）に○をつけます 聞いてみよう，見てみよう調査法 もうひとりのあなたテクニック	結　果 （ワザを使ってわかったこと，考えたこと）

月　　日（　　）		
自分を大切にできない考え	試してみたこと ★行った方法（ワザ）に○をつけます 聞いてみよう，見てみよう調査法 もうひとりのあなたテクニック	結　果 （ワザを使ってわかったこと，考えたこと）

月　日（　）	試してみたこと ★行った方法（ワザ）に○をつけます 聞いてみよう，見てみよう調査法 もうひとりのあなたテクニック	結　果 （ワザを使ってわかったこと，考えたこと）
自分を大切にできない考え		

月　日（　）	試してみたこと ★行った方法（ワザ）に○をつけます 聞いてみよう，見てみよう調査法 もうひとりのあなたテクニック	結　果 （ワザを使ってわかったこと，考えたこと）
自分を大切にできない考え		

月　　日（　　）	試してみたこと ★行った方法（ワザ）に○をつけます 聞いてみよう，見てみよう調査法 もうひとりのあなたテクニック	結　果 （ワザを使ってわかったこと，考えたこと）
自分を大切にできない考え		

🌱 コラム　感情の波

　ものすごく絶望して落ち込んで悲しい時，興奮して腹が立って，いてもたってもいられない時，あなたは冷静にこの本を開いてワザを使うことができますか？

　そのような時はきっとあなたは感情の波に巻き込まれています。もがいてももがいても底なし沼のように思える状態かもしれません。そんな時には，この本を開く前にまずあなたの感情を静めましょう。

　この本をグループで使用されている方は，毎回プログラムの最初にストレッチを行っていると思います。ストレッチは体の余分な緊張をほぐして心をリラックスするのに役立ちます。

　この本を使っておひとりで学習されている方は，ストレッチの他にも，入浴やあたたかい飲み物を飲むことを試したり（体温を上げるのはリラックス効果があります），深呼吸，ウォーキング，スポーツ，カラオケ，テレビ，音楽，甘いお菓子，寝る，おしゃべりなど，自分の無理のない範囲でやれるリラックス法を試してください。リラックスするための方法を行うのに手間がかかるので（たとえばアロマセラピーのセットを押入れから出して用意するのが面倒とか，スポーツクラブに行くために片道30分以上かかるとか），そのリラックス方法が面倒だと思う自分にまたストレスがたまったという本末転倒な話をよく聞きます。本末転倒にならないよう注意が必要です。その時の気持ちに正直に，楽だなぁ，落ち着くなぁという自分を大切にする行動をとってください。もしかして案外落ち着くのが，たかが使い古したタオルに顔をうずめることかもしれないのです。あるいは「やりたいリラックス法は（カラオケなど）お金がかかる方法なので自分にはもったいない」と二の足を踏んでいる人はいませんか？　あなたが大切にしようとしているのは世界でふたりといないあなた自身なのです。あなたを手間やお金をかけてでも大切にできないと，他人を大切にすることも難しくなります。他人を大切にするのと同じように自分もしっかり大切にしてあげてください。

　気持ちが静まってきたら（静まるまで何十分も，あるいは数週間かかるかもしれません），ワザを使ってみましょう。

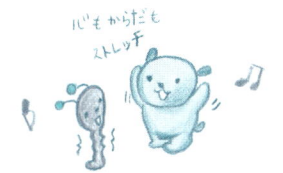

コラム 行動を見直そう

　最近は連休が多くなりました。テレビをつければ連休の行楽地の様子がとりあげられます。

　こういう人をよく見かけませんか？「せっかくの連休なのにどうせ自分はひとりぼっちで不幸だ……」「休みの日にひとりで家にいるなんてみじめだ。どうせ何をしたって楽しくない」「季節に応じた観光地に大切な人と行き楽しむといった絵に描いたような過ごし方をしなければ幸せとは思えない」。こうした発想はたいてい「自分を愛してくれる人と共に過ごさなければ幸せとはいえない」などの間違った信念から生み出されるものです。みなさんにもこうした信念はありませんか？　ちょっと見直してみましょう。

　間違った信念のせいで、ひとりで過ごす有意義な時間を持てなくなったり、さらにいえば嫌いな人やあなたを利用しようとしている人にでさえ、あなたはひとりになりたくないがために必死で媚びて一緒にいてもらおうとしているのかもしれません。また、実のところ自分では満足しない活動を満足と思い込んで行っていませんか？〈世間一般の幸せ像〉にまどわされ、架空の幸せを追い求める無駄な時間を費やしているだけかもしれません。

　そこでちょっと満足と思っている行動を見直してみましょう。満足感が感じられると思う活動を表に書いてください。今日行う些細なことの方がいいでしょう。昼ごはん、運動、友達との電話、テレビ、お菓子、このプログラムのホームワーク、昼寝、ゲーム、外出、散歩などなど。次にそれらの活動を誰と行うかを書いてください。ひとりで行うときには〈自分と〉と書いてください。そして、活動する前に、自分の予想する満足度を書きます。０％（不満足）から１００％（大満足）までで予想してください。そして、活動した後に実際どのくらい満足したかを書いてください。

活　動	仲　間	満足度の予想	実際の満足度
満足感を感じられる、自分を成長させてくれる活動	ひとりで行う時は〈自分と〉と書いてください	実際に活動する前に満足度を予想して書いてください（０－100％）	活動の後、満足度を書いてください（０－100％）

　ついついやってしまいがちな「二度寝」「夜更かし」「ドカ食い」などの活動は、思ったよりも満足度が低く、後回しにしがちな「部屋の掃除」「手紙の返事書き」「運動」「ホームワーク」などは思ったよりも満足度が高く、自分への自信につながっていることに気づきませんか？　また、ひとりで食事をしても楽しくないと思い込んでいたのに、案外楽しめたことに気づいた方はいませんか？　もっと工夫すれば楽しめる活動も見つかるかもしれません。たとえば、今までは買ってきたロールケーキを１本両手に持ってドカ食いし、その後深く後悔して自分を嫌いになっていたハルカさんは、そうする代わりに紅茶をお気に入りのカップに入れて、きれいなお皿にロールケーキをひときれだけ取り分けて、椅子に座ってゆっくり食べることで満足感は上がりました。

　日頃の活動を見直してみませんか？

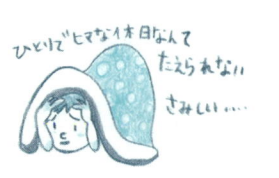

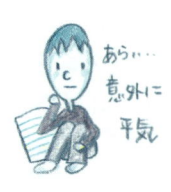

学習した日付　　月　　日（　　）

ステップ4
自分を受け入れる

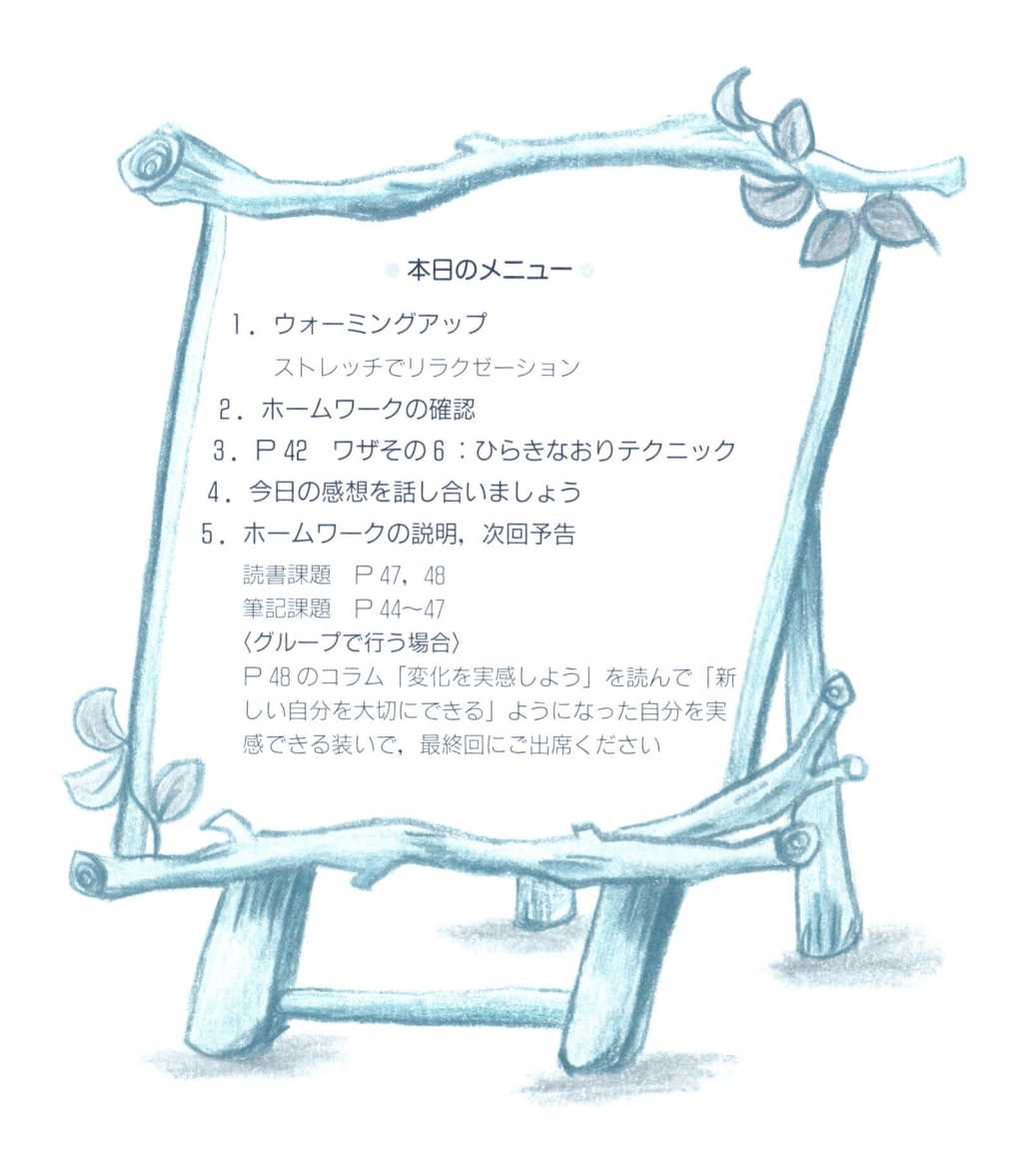

● 本日のメニュー ●

1. ウォーミングアップ
   ストレッチでリラクゼーション
2. ホームワークの確認
3. P 42　ワザその6：ひらきなおりテクニック
4. 今日の感想を話し合いましょう
5. ホームワークの説明，次回予告

   読書課題　P 47，48
   筆記課題　P 44〜47
   〈グループで行う場合〉
   P 48のコラム「変化を実感しよう」を読んで「新しい自分を大切にできる」ようになった自分を実感できる装いで，最終回にご出席ください

ワザ その6
ひらきなおりテクニック

「ひらきなおりテクニック」は，これまで行ってきたワザとは全く逆のワザです。
　これまでは不安や緊張など否定的感情や歪んだ考えを修正して，マイナス思考に立ち向かおうとしてきました。しかし，もしもマイナス思考の中に真実があるとしたら，修正しようとがんばるよりは，真実と向き合って受け入れる方がはるかに効果的だといわれています。
　簡単にいうと……ひらきなおりです。ひらきなおりといっても，なげやりになることでもあきらめてしまうことでもなく，ひらきなおって事実をありのままに認めるということです。

👉 手順（グループで）
① 2人1組を作りましょう。
② あなたの欠点を突く悪魔を相手に演じてもらいます。あなたは悪魔のセリフをP43に書き込んで，悪魔役の人に渡します。悪魔役の人はそれを相手に向かって読み上げます。
③ あなたは悪魔役の人にひらきなおりことばで返事をします。もし，悪魔のセリフの中に「真実」があれば認めて，受け入れてください。

＊P43の「これまでの参加者の例」を参考にするとイメージをもちやすくなりますよ。

> ⚠️ **注意**
> 1．いいわけをして守りにはいったり，けんかごしに攻撃してはいけません。
> 2．どんなひどい批判でも，悪魔のセリフの中に隠されている「真実」を受け入れます。
> 　　ただし，「真実」以外は受け入れる必要はありません。
> 3．心おだやかに，プライドを持って行います。

👉 手順（ひとりで）
　自分に敵意を抱いている人から非難されているところを想像して，非難する役と非難を受け入れる自分の役とを1人2役で行ってください。心がおだやかでないときは，無理をしないでやめましょう。

悪魔のセリフ（あなたの修正しにくいマイナス思考）

＊自分のコンプレックスや過去に言われて困った，怒りを感じたことなどを書くとうまくいくでしょう。

効果的だったあなたのひらきなおりことば

これまでの参加者の例

悪魔：キミはいつも敗者なんだ。職場でうまくいかずにうつになってしまった。どうせ回復したって，人並みにはなれないのさ。遅れた出世競争から取り残されてしまうんだ。

自分：たしかに，職場でうまくいかずにうつになってしまいました。人より不器用だし，回復したって悩みがちな性格は多少残るかもしれません。出世競争からも，今は脱落してしまいました。

悪魔：キミは仕事にも就かず，家族のお荷物なんだ。世の中の役に立たない，生きている価値のない人間なんだよ。がんばる気だってないくせに。

自分：確かに今は仕事に就いていないことで家族に迷惑をかけていますよ。そして，実のところがんばる気もない状態です。

悪魔：キミは本当は夫や子どもとやっていくことに疲れているんじゃないか。もう顔を見たくないと思うこともあるし，自分のことだけで精一杯な器の小さい人間なんだろう。妻として，母親としての資格などないんだ。

自分：そうです。私は家族を受け入れる器のない小さい人間です。忙しい日に限らず，その日一日をやりすごすのに精一杯です。

ホームワーク

月　　日（　　）

自分を大切にできない考え 悪魔のセリフ（マイナス思考）	あなたのひらきなおりテクニックを使った受けこたえ ★セリフみたいにするとうまくいきますよ

月　　日（　　）

自分を大切にできない考え 悪魔のセリフ（マイナス思考）	あなたのひらきなおりテクニックを使った受けこたえ ★セリフみたいにするとうまくいきますよ

月　　日（　　）	
自分を大切にできない考え 悪魔のセリフ（マイナス思考）	あなたのひらきなおりテクニックを使った受けこたえ ★セリフみたいにするとうまくいきますよ

月　　日（　　）	
自分を大切にできない考え 悪魔のセリフ（マイナス思考）	あなたのひらきなおりテクニックを使った受けこたえ ★セリフみたいにするとうまくいきますよ

月　日（　）

自分を大切にできない考え 悪魔のセリフ（マイナス思考）	あなたのひらきなおりテクニックを使った受けこたえ ★セリフみたいにするとうまくいきますよ

月　日（　）

自分を大切にできない考え 悪魔のセリフ（マイナス思考）	あなたのひらきなおりテクニックを使った受けこたえ ★セリフみたいにするとうまくいきますよ

月　　日（　　）	
自分を大切にできない考え 悪魔のセリフ（マイナス思考）	あなたのひらきなおりテクニックを使った受けこたえ ★セリフみたいにするとうまくいきますよ

🌷 コラム　ひらきなおりテクニックを使ってうまくいったハルカさん

　ハルカさんは心配性で心底自分に自信がない女性です。自分にはぬぐいがたい欠点があって，その欠点を周りの人が知ってしまったら，みんな去っていくにちがいないといつもびくびくしていました。そこでハルカさんはこのプログラムに参加し，ひらきなおりテクニックを行ったのです。

悪魔役：「おまえは欠点だらけの人間だ。おまえの本性を知ったらみんな逃げ出していくだろうよ。おまえは自己中心的でだらしなくてのろまな人間なんだ」

ハルカ：「そうです……私は欠点だらけの人間なのでいずれみんな私のもとから去っていくのよ」

ファシリテーター：「ハルカさん，すっきりしましたか？」

ハルカ：「いえ，とても苦しいです」

ファシリテーター：「ひらきなおるのは悪魔のセリフの中の〈真実〉だけでよいのですよ。〈みんなが去っていく〉というのはハルカさんが予想したことですね」

悪魔役：「おまえは欠点だらけの人間だ。おまえの本性を知ったらみんな逃げ出して行くだろうよ。おまえは自己中心的でだらしなくてのろまな人間なんだ」

ハルカ：「そうです。私はいい人ぶっているけれど，実は自己中心的でだらしなく，のろまなんです。やらなければならないこともいいわけしてぐずぐずしています。ぐずぐずしてすぐにお風呂に入ろうとしないし，部屋の掃除なんて母親まかせなんです」

　ハルカさんはほっとしたような表情になりました。「これまで欠点をさらすまいと本音が出せずつらかったんです。自分でも欠点を見ないようにしてきました。でもかえって欠点が大きく膨らんで知らないうちにどんどん自分を圧迫していたみたいです。ひらきなおって自分の欠点を認めることは，想像していたほど怖くはなかったです」。ハルカさんは人と関わるときに緊張しすぎなくなりました。

🌱 コラム 定義は？

　自分が〈価値のない人間〉に思えてくることはありませんか？　落ち込んだとき，特にそう思いませんか？　あなたが思う〈価値のない人間〉とはどんな人間ですか？　日頃，漠然とイメージしているかもしれませんが，ここで定義して下に書いてみてください。

〈価値のない人間〉の定義

　ここであなたの〈価値のない人間〉の定義が，どのくらい妥当で現実的なものなのかを検討してください。次の3つの項目について「そう思う」場合はチェック☑を入れてその理由を考えてください。
　その定義は
　　☐ すべての人間に当てはまる：(理由)＿＿＿＿＿＿＿＿＿＿＿＿＿＿＿＿＿＿
　　☐ すべての人間に当てはまらない：(理由)＿＿＿＿＿＿＿＿＿＿＿＿＿＿＿
　　☐ 全か無か思考に基づいている：(理由)＿＿＿＿＿＿＿＿＿＿＿＿＿＿＿＿
　チェック☑が入りましたか？　1つでもチェックが入っているということはその定義が妥当ではないということです。

　うつ病で仕事をしていないことで自責感を感じているなつ子さんは，価値のない人間の定義を〈自分でお金を稼げない人間〉と考えました。さっそくチェックしてもらいました。
☑すべての人間に当てはまる：世間には年間何億円ものお金を稼ぐ人もいれば全くお金を稼がない人もいる。しかし，たとえ年収1億円のホームランバッターでも怪我をして引退すればお金を稼げないし，大企業の社長でも私のようにうつ病になれば治療のため休職してお金を稼げないだろう。だから，〈自分でお金を稼げない人間〉の定義はすべての人間に当てはまるといえる。
☐すべての人間に当てはまらない
☑全か無か思考に基づいている：お金が稼げるか，稼げないかの二択で考えていた。誰にでも一時的に稼げない可能性はあるし，不景気で一流企業だって倒産する時代なのだから一生稼ぐことができると言い切れる人間はいない。

🌱 コラム 変化を実感しよう

　プログラムをここまで進めてこられて，そろそろ自分の変化を感じますか？　最初にP3で立てた自分の目標に近づいていますか？　〈あともうひといき〉というあなたのために最後の一押しをいたします。
　人は思った以上に見た目に左右されて生きているそうです。この〈見た目〉を上手に利用して，あなたに，より自分を大切にできる〈新しい自分〉に変化してもらおうと思います。
　目標の自分になったあなたを想像してみてください。あなたはどんな色の洋服を着ているでしょうか？どんなデザインでしょうか？　うつ状態になると，人は知らず知らずのうちに地味な色を選んでいたり，あまり身だしなみに気を使えなくなっていたりします。目標の自分になった元気なあなたは明るい色の服を着ておしゃれを楽しんでいるかもしれません。女性ならば長い間できなかったメイクをしようという気持ちになっているかもしれませんし，男性ならばひげをそって髪もきれいに整えているかもしれません。表情はどうでしょうか？　瞳はイキイキとしているでしょうし，口角（口の両端）は上がっているでしょう。姿勢はどうでしょうか？　適度な自尊心を持っている人は肩を落としてうつむいたりはしないでしょう。歩き方はどうでしょうか？　話し方や視線はどうでしょうか？
　目標の自分になったつもりで，何か1つでも見た目を変えることにチャレンジしてください。周りにアピールするためではありません。あなたを少しだけ後押しするためです。
　グループでこの本をお使いの方は，次回（最終回），少しだけ変身した姿で参加してください。

学習した日付　　月　　日（　　）

ステップ5

いざ！ 変身！

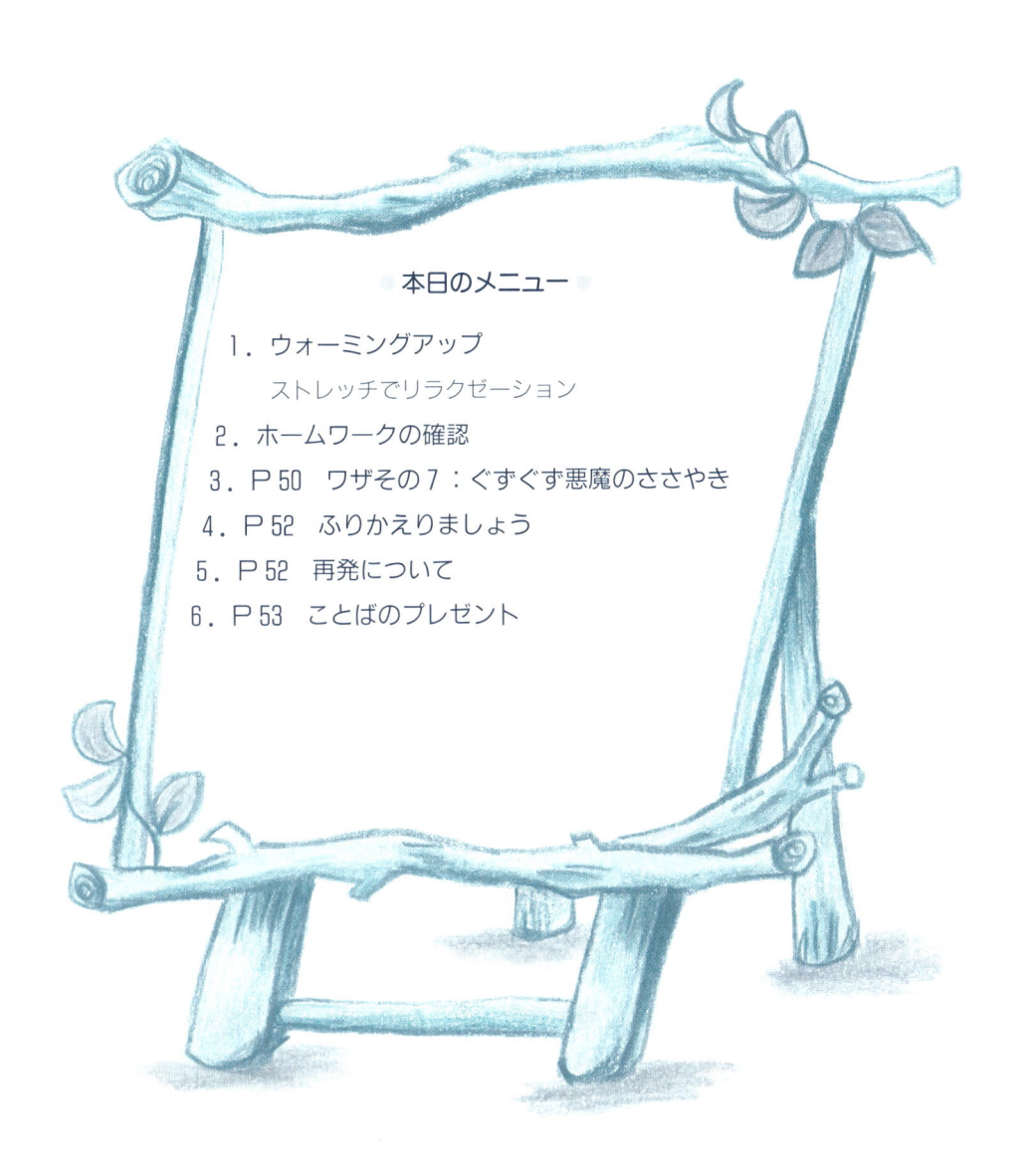

本日のメニュー

1. ウォーミングアップ
　　ストレッチでリラクゼーション
2. ホームワークの確認
3. Ｐ50　ワザその7：ぐずぐず悪魔のささやき
4. Ｐ52　ふりかえりましょう
5. Ｐ52　再発について
6. Ｐ53　ことばのプレゼント

ワザ その7
ぐずぐず悪魔のささやき

　さて今回は最終回です。よくぞここまでがんばってこられましたね。
　これまでみなさんは「考え方」を変えるためのワザを学んでこられました。みなさん，もうそろそろ自分の身に起こるよい変化にお気づきのことと思います。
　今日はみなさんの「行動」について働きかけて最後の仕上げを行いたいと思います。
　みなさんがついついぐずぐずして後回しにしてしまうことはありませんか？　どんなことが手つかずでストレスに感じていますか？　下に書き出してください。
　　　＊思いつかない場合は下の〈これまでの参加者の例〉を参考にしてください。

```
┌─────────────────────────────────┐
│                                 │
│                                 │
│                                 │
└─────────────────────────────────┘
```

★これまでの参加者の例
　部屋の掃除，請求書や提出すべき書類，手紙の返事，年賀状，断らなければならないこと，衣替え，ごみ捨て，ダイエット，仕事探し，通院などなど

　だれでも1つや2つはぐずぐずしてしまうことがあるでしょう。いずれやらなければならないことなのに，なぜ手をつけないのでしょうか？
　なぜぐずぐずしてしまうのか，その理由を考えて，下に書き出してください。
　　　＊なかなか思い浮かばない場合は下の〈ぐずぐずの理由〉の中にあてはまる理由があれば書いてください。

```
┌─────────────────────────────────┐
│                                 │
│                                 │
│                                 │
└─────────────────────────────────┘
```

★ぐずぐずの理由
　1．そのうちしたい気分になったらするんだから，今はしない。
　2．最初からうまくやろう，完璧にやろうと思うのでとりかかれない。
　3．もしかしたら失敗するかもしれないし，イヤな思いをするかもしれないからしない。
　4．本当なら断りたかったがそうはいかなかったのでせめてもの抵抗や悔しさからしない。
　5．誰かに指図されることが人一倍きらいなので，しない。
　6．やるべきことがなんであれ，今は何をする気も起こらないし，以前好きだったことさえしたくない。
　7．やってすぐに結果が出ないとダメな性格なので，すぐに終わりそうにないことはしたくない。

ぐずぐずしてしまう理由を克服するためのワザ「ぐずぐず悪魔のささやき」を紹介します。

☞ 手順（グループで）
① 2人1組になります。（3人でもいいです）
② あなたがP50に書いた「ぐずぐずしてしまう理由」を相手に読み上げてもらいます。そして「ぐずぐずしよう」とそそのかしてもらいます。
③ あなたはぐずぐずせず今日から変わることが必要なのだと反論します。

☞ 手順（ひとりで）
ぐずぐずすることの損得分析をしてみましょう。あなたがぐずぐずしてしまうことで得ていた意外なメリットが明らかになるかもしれません。また，ぐずぐずしてしまう理由に考え方の歪みがひそんでいないかP7の表でチェックしてみましょう。

ここまでくると，あなたはぐずぐずせずにさっさと取りかかってしまおうと思うようになられたかもしれません。
行動に移すにはちょっとした秘訣があります。

● 行動に移す秘訣
1．いつかする，ではなく何月何日何時にすると決める。
2．いつかやる気になったらする，ではなく，行動していたらやる気が出てくる。
3．大きな目標ではなく，まず10分でやれる現実的で小さな目標を。
4．ひとつ目標が達成できたらごほうびを。（自分をほめてあげて）
5．完璧を目指さない。

行動計画をたてましょう

いつしますか？	＿＿月 ＿＿日 ＿＿時～＿＿時
ひとまず最初の10分で何をしますか？	＿＿＿＿＿＿＿＿＿＿
＿＿時までにどこまでしますか？	＿＿＿＿＿＿＿＿＿＿
どんなごほうびを用意しますか？	＿＿＿＿＿＿＿＿＿＿
本当にしますか？	YES　　NO
本当にもうぐずぐずしてしまう理由はありませんか？	＿＿＿＿＿＿＿＿＿＿

さぁ，これでもうぐずぐずする理由がなくなりました！　あなたは今また変わりました。

ふりかえりましょう

　この5セッション（ステップ1〜5）に参加して，あなたの目標はどこまで達成できたでしょうか？　P3の目標を見てみましょう。今この目標が達成できていなくても，「これからきっと目標達成できるぞ」という自信はどのくらいありますか？
　認知療法は，5週間で効果が出る人は少ないといわれています。しかし，練習を続けていれば，3カ月後くらいから変化が現れるでしょう。粘り強く，練習を続けることが大切です。

　この5セッションに参加して自分に起こった良い変化について，みなさんで話し合いましょう。
　ワザを使って自分を大切にすることに成功した体験を話し合いましょう。
　この先また自分を大切にできなくなりそうな不安のある方は，その気持ちを話しておきましょう。仲間からアドバイスがもらえます。

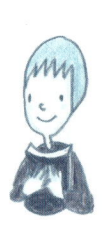

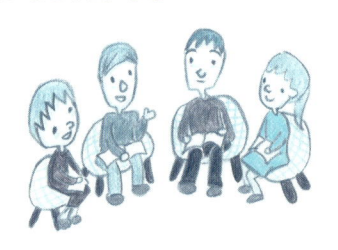

みなさんの努力の結果，さまざまなよい変化が生まれているはずです。

● **再発しないために**
　落ち込んでいた気分から脱してせっかく晴れやかなすっきりした気分になっても，ある日突然また落ち込む日がくることがあります。これが再発です。実は多くの人がこれを経験するようです。しかし，そのまま落ち込みが続いてまた元のつらい日々に戻る人と，一時的に落ち込んでもその後は回復してまた元気になる人がいます。あなたが再発して逆戻りしないために以下のチェックをしてみましょう。

　□　少し気分が落ち込むと「ああ！再発だ！」とがっかりする。
　□　少し気分が落ち込むと「プログラムでがんばったことが水の泡だ！」と思う。
　□　「プログラムが終わって完全に元気になった。だからもうワザを使い続ける必要はない」と思う。

　1つでもあてはまるものがあれば要注意です。3つともに〈全か無か思考〉が隠れていることにお気づきになりましたか？

ことばのプレゼント

これまで5回のセッションで顔を合わせてきたグループのメンバーから，あなたの良いところを教えてもらいましょう。

☞ **手　順**
① 1人の参加者のよいところを，他の参加者全員で1人ずつ伝えていきます。全員から言葉をもらったら本人は感想を言います。
② 次はまた別の1人の参加者の良いところを，他の全員から伝えます。このようにして順番に全員が自分の良いところを伝えてもらいます。

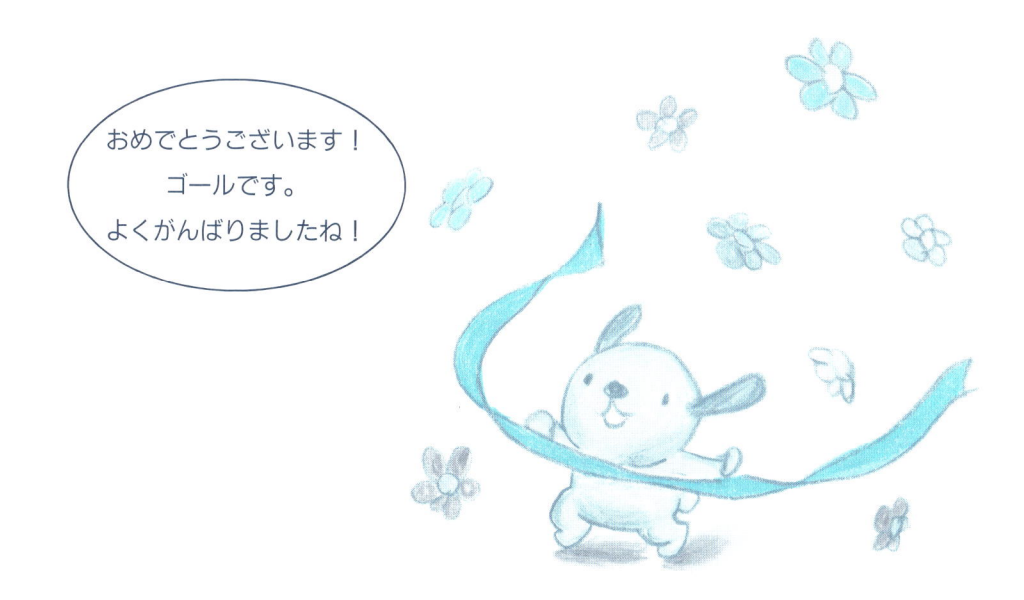

おめでとうございます！
ゴールです。
よくがんばりましたね！

つまずいたときに読むページ

　時には，うまくいかなくて途方もない気持ちになったり，練習がばかばかしく思えたりすることもあるでしょう。そういう気持ちは，ひとりで抱えずにぜひプログラムのグループや身近な人に話してみてください。
　みんな同じ気持ちを多かれ少なかれ持っているものです。つまずいたときのよいアイデアを出し合うことはとってもいいことでしょう。

　自転車に乗る練習を思い出してください。

　最初は転んで，ひざをすりむいたり，家族に後ろから支えてもらったり，補助付きの自転車で練習したりしたはずです。
　最初からすいすい乗れた人はいないでしょう。

　ワザの練習は，心の練習だから目に見えない分，自転車よりうんと難しいのです。それでも，失敗してもくじけず練習し続ければ，かならず自分を大切にできるようになるのです。

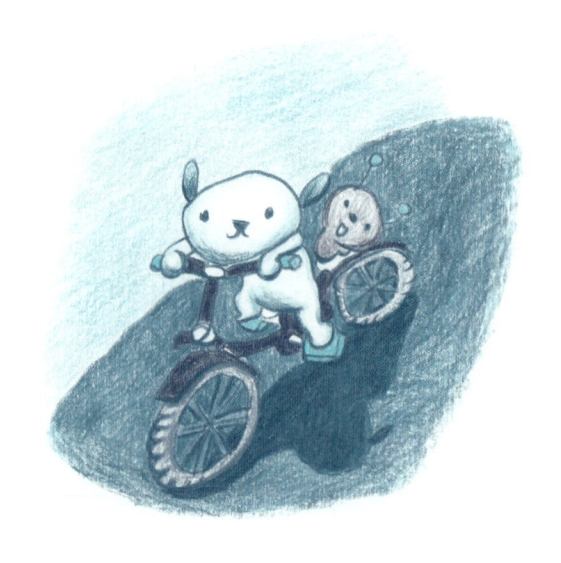

Q & A

よくある質問と答え

Q つらいとき,うつのときは,なかなかワザが使えません。

A まずは気分を落ち着けます。お風呂に入る,寝るなどリラックスしてからワザを使うとよいでしょう。

Q 全然効果が出ません。やめたいです。

A 全か無か思考になっていませんか? 何もしないよりあなたは自分をきっと大切にできるようになっているはずです。

Q 自分にどんな考え方の歪みがあるかよくわかりません。

A 無意識のうちに考えてしまっているので,マイナス思考はつかむのがとても大変です。日頃から意識して,独り言や浮かんだ考え,日記などを読み返すと発見があります。また,家族や身近な人,主治医やその他のスタッフにたずねてみることもおすすめします。

Q ホームワークがうまくできません。

A 完璧にしてくる必要はありません。できるところまでで持ってきてください。一緒に考えましょう。あなたが難しいものは誰にだって難しいのです。

これまでの参加者の声

✉ 　自分自身を知り，見つめなおすことができて，自分の弱点を知り，新たな発見をすることができて，とてもよかったです。他人の意見がすごく参考になりました。こういう考え，ものの見方，捉え方もあるのか……などを知ることができました。
　今後の人生においても，何か壁にぶち当たったときに使えるワザを学べてよかったです。すべての内容がためになる内容で参加してよかったです。また，悩みを抱えているのは自分ひとりだけではないんだと分かったし，ステキなメンバーと出会うことができて嬉しく思います。

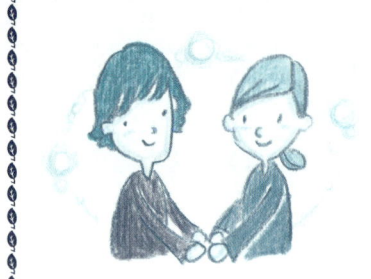

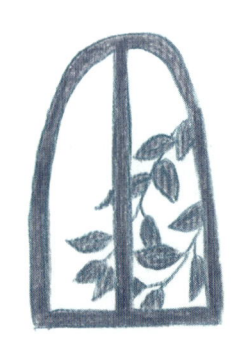

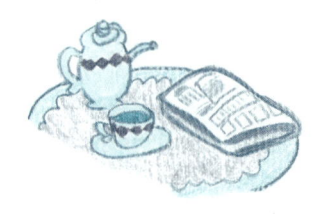

✉ 　私がよく目にする新聞の投書欄に，「ものすごく嫌な人がいますが，どうしたらよいでしょうか」という相談があります。答えはいつも同じで，「その人を変えるのは無理がある。自分自身の考え方などを変えたら，その人に対する見方も変わって，まるで，その人が変わったかのように思える」という内容です。今回，私はこのプログラムへの参加や周りの人たちの力などもあり，自分の現在の状況や心がどんな状態なのかということを，「焦点の当て方を変える」ことで受け入れることができるようになったと思います。ありがとうございました。

✉

　私はあらゆる事に関して，100％を追い求める完璧主義者でした。仕事に関しては，「〜しなければならない」と思い込み，上手く達成できないと傷つき，そして落ち込み，できない自分を，ダメな人間だと責め続けていました。自分の中で120％のハードルを設定し，突っ走る生き方をしていました。

　でも，今回認知療法を受けて，すべてがうまくいくのではないということ，そして，自分も含めて，周りの人たちも100％の人はいないと気づきました。私は何でもできるスーパーマンになろうとしていたのだと思います。「自分を知る」ということは，とても大切なことだけれども，とてもつらいことでもあります。自分の考えの歪みを知り，考え方や解釈の仕方の偏りに気づかされ，とても苦しむかもしれません。それは，自分自身と向き合い，以前の考え方を持つ自分と新しい考え方を持つ自分が心の中でひしめき合って闘うからです。でも，大丈夫です。自分の特性や考え方を知れば，ここで学んだ対処方法を使って，問題をひとつひとつ乗り越えていけるからです。私はこの病院で，生きていく術を学びました。時には立ち止まり，自分の欠点や偏った信念に気がつき，自分を責めてしまうこともありました。でも，振り返ったら，まだ見渡せるくらいの道のりしか歩いていないことに気がつきました。どんなときも，今いる場所から始めればいいのだと思います。苦しいこともたくさんあったけれど，私にだってこんな良いところがある。人生はもっと楽しいことがあるのだと思えるようになりました。私の人生観が180度変わりました。ありがとうございました。

　自分を大切にできない人は他人も大切にできないのだと思います。

✉

　一人だけでがんばるのではなく，人の助けを借りながら自分と向き合っていくことができたので，自分の思い込みの世界ではなく，客観的に自分を見ることができてよかったです。また，人と自分の深い部分の話をするので，信頼感を持つことが苦手な人にとっては，よい練習になるのではないかと思いました。人に対して優しい気持ちを持つには，まず自分を大切にして心おだやかでないと無理だと思うので，このプログラムは自分にとってもよい効果があるし，周りに対してもよい影響を与えていました。

> 自分より先に参加した人の声をきくことで，自分の未来をイメージしやすくなって，心が落ち着くよ。

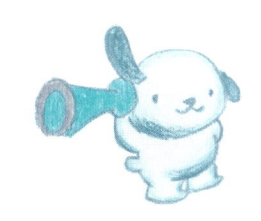

✉

　自分が陥りやすい考えが分類して整理してあることで，自分でも客観的に納得して理解できました。自分の中に完璧主義（すべき思考と全か無か思考）が意外に多いことに気づくことができました。テキストの35の信念（P 22, 23参照）に一通り全部向き合い，自分の正直な気持ちを修正し，信念に反論できたのでだいぶ楽になりました。自分を極端に低く評価したり，高く評価していたりする部分を修正して，客観的な自分と，自分が思っているセルフイメージを一致させていくことが，幸せな自分を創っていくために必要なことだと思います。また，自分では気づいていない信念がいつのまにか何かの場面に出てくると思うので，これから修正していければよいと思います。

✉

　私は実はこのプログラムに参加する前から認知療法について独学で本などを読んで知っていました。一人で思考修正法をしていましたが，とても難しく，思考をうまく修正できない自分をまた責めてしまっていました。また，あまりに落ち込んだときには修正するエネルギーすら残っていなくて，それでまた「ああ自分はダメだ」と落ち込んでいました。どこかで「どうせ無理やりにポジティブに考える宗教のようなものなんだ」という思いがあったのかもしれません。

　プログラムに参加すると，みんなで明るい雰囲気でゲーム感覚で認知療法ができました。また，先生のアドバイスで「いつもプラス思考じゃなくていいんだ」と気づきました。そうしたら楽になりました。ひとりでは続けることができなかった認知療法にもこんなバリエーションがあって楽しいものなんだと驚きました。

✉

　自分は「～しなければならない」という考えがとても強かったのですが，考えを修正するという宿題をして，自分を苦しめていたことがわかりました。わかると，それを宿題に生かしてプラス思考に変えることができました。こうやって一歩一歩，プログラムのワザを使い，今後とも身につけていきたいと思います。また，自分で気づかなかった信念などに気づき，「確かにそうかもしれない」と思い，それに気づかせてくれたこのプログラムは，素晴らしいなと思いました。自分だけでするのではなくグループで行ったので,「こういう考え方をする人もいるんだな」と思い，ためになりました。

── 参　　考 ──

❀病院の診察で…（病院バージョン）

　P8の「対人関係で悩むくよ子さん」の例に自分はあまりあてはまらないと思われる場合は，こちらの例で考えてみてください。

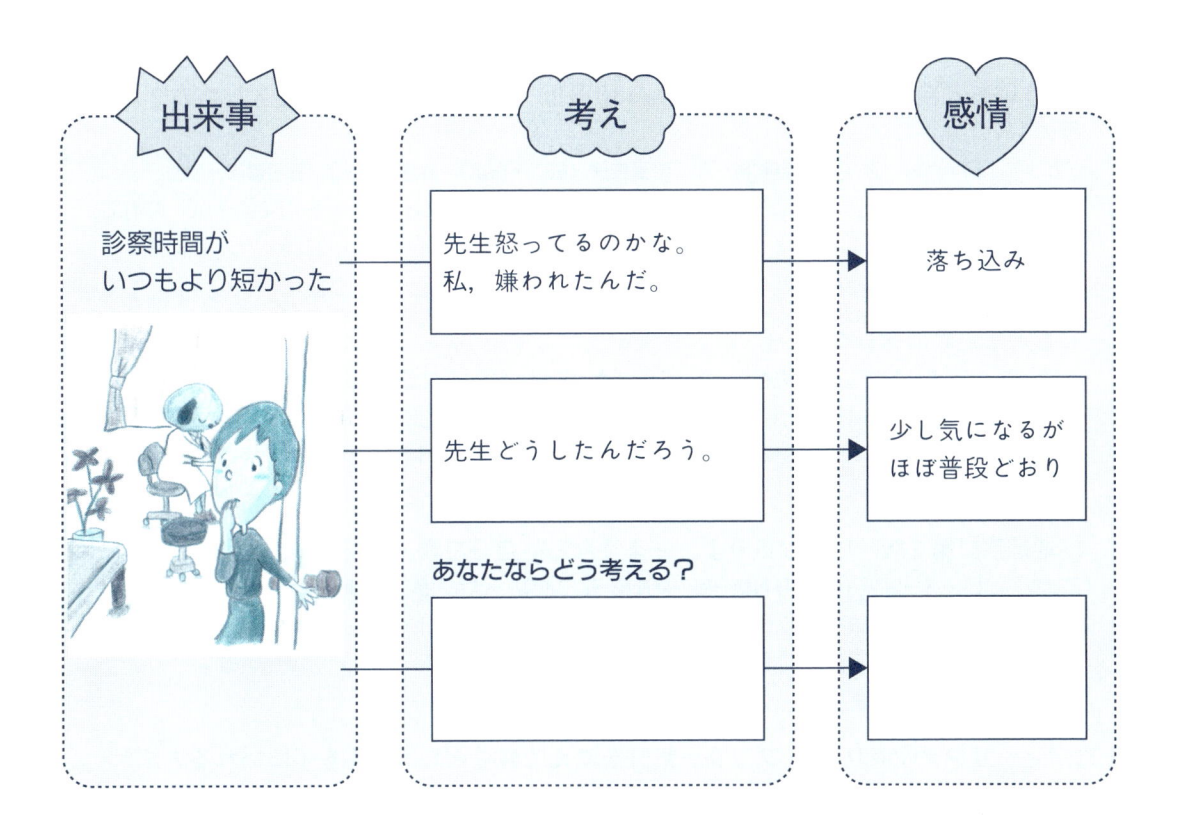

出来事	考え	感情
診察時間がいつもより短かった	先生怒ってるのかな。私，嫌われたんだ。	落ち込み
	先生どうしたんだろう。	少し気になるがほぼ普段どおり
	あなたならどう考える？	

　いつも行っている病院で，診察がいつもより10分早く終わりました。
　早く終わる理由も特に説明されずに「では今日はここまでにしましょう」と主治医に言われて診察室を後にしました。さて，こんな時あなたはどう考えますか？　どんな気持ちになりますか？

◆感情語リスト◆

怒り	混乱	不安	心配	みじめ	恥ずかしい	自責感	絶望感
焦り	緊張	疲労感	圧倒	悲しい	がっかり	孤独感	無価値感
傷つき	神経質	びくびく	憂うつ	そわそわ	落ち着かない	恐怖	後悔
驚き	罪悪感	不公平感	不満	くやしい	見捨てられ感	空虚感	落ち込み

もっと勉強したい方のために

参加されたみなさんの中には，もっと深く認知療法を勉強したい方，もっと自分の心について知りたい方もいらっしゃることでしょう。そんな方のためにいくつか図書をご紹介します。

チャレンジコース

『もういちど自分らしさに出会うための10日間―自尊感情をとりもどすためのプログラム』
デビッド・D・バーンズ（著），野村総一郎，中島美鈴（監修・監訳），林建郎（訳），星和書店，2009.

　本書『私らしさよ，こんにちは』の基になった"Ten Days to Self-esteem"の邦訳書です。10日間で，心の様々な問題が解決されるようにデザインされたワークブックです。

『もういちど自分らしさに出会うための10日間リーダーズマニュアル―自尊感情をとりもどすためのプログラム』
デビッド・D・バーンズ（著），野村総一郎，中島美鈴（監修・監訳），林建郎（訳），星和書店，2009.

　『もういちど自分らしさに出会うための10日間―自尊感情をとりもどすためのプログラム』を集団認知療法の場で使用するセラピストのために書かれた本です。集団認知療法を実践するセラピストにお薦めです。

『〈増補改訂第2版〉いやな気分よ，さようなら―自分で学ぶ「抑うつ」克服法』
デビッド・D・バーンズ（著），野村総一郎，夏苅郁子，山岡功一ほか（訳），星和書店，2004.

　認知療法や薬物療法などうつ病に関する知識が学べるベストセラー。アメリカではこの本を外来うつ病患者に手渡して読んでおくようにお願いしただけで抑うつ気分が改善されたという研究報告もあります。

『フィーリングGoodハンドブック―気分を変えて素晴らしい人生を手にいれる方法』
デビッド・D・バーンズ（著），野村総一郎（監訳），関沢洋一（訳），星和書店，2005.

　『いやな気分よ，さようなら』の続編です。書き込み可能な練習帳の形式ですが，読むだけでも十分役立つ充実した内容になっています。認知行動療法を理解し実践するのに最適です。日常生活で出合うさまざまな気分の問題に対処する方法が具体的に紹介されています。

『うつと不安の認知療法練習帳』
デニス・グリーンバーガー，クリスティーン・A・パデスキー（著），大野裕，岩坂彰（訳），創元社，2001.

　ワザその1の「自分を大切にできない考え方を修正する」方法をもっと詳しく学びたい方に。たくさんの事例や，思考記録表の作り方などが細かく載っています。

『自傷行為とつらい感情に悩むひとのために―ボーダーライン・パーソナリティ障害（BPD）のためのセルフヘルプ・マニュアル』
ロレーヌ・ベル（著），井沢功一朗，松岡律（訳），誠信書房，2006.

　抑うつ気分だけなく，自分を傷つけてしまうという問題でお困りの方にはお薦めです。書き込み式のワークブックですし，非常に具体的な対処法が紹介されていて役立ちます。

あとがき

　「5日間の新しい集団認知行動療法プログラム」を開始したのは，2006年のことでした。私は佐賀県にある肥前精神医療センターという精神科の病院で働いていたのですが，そこで心理教育を担当していました。心理教育とは，自分の病気について学んで，対処法を獲得するというグループワークです。心理教育が終わって，患者さんに今後どのようなグループワークを望むのか聞いてみました。すると返ってきたのは，「私たちは，病気のこともちろんだけど，患者である前に人間なんです。人間としての悩みやつらさについて知りたい。なぜつらいのか，なぜこんなにきついのか，なぜ死にたくなるのか，なぜくよくよしてしまうのか」「脳の神経伝達物質がどうこうって話じゃなくて，もっと知りたいのは別のこと」「ひとりで孤独でみじめなときにどうやって一日を過ごしていいのかわからないことがある。そんな対処法は精神科では教えてもらえないのだろうか」「こんな悩みを話すと薬を増やされるんじゃないかと思って怖い」「同じ体験をした者同士で話したい」――こんな言葉の数々でした。

　その時にふと思い出したのが『自分を愛する10日間プログラム―認知療法ワークブック』(ダイヤモンド社刊)でした。実は以前にスーパーヴァイザーのアメリカ人の先生に教えてもらっていたプログラムだったのです。そのプログラムのことを患者さん方にお話しすると，皆とても興味を持ってくださいました。

　しかしグループを始めるにあたって，いくつかの課題がありました。それは，プログラムが1クール10回と長すぎること，内容が難しいこと，『自分を愛する10日間プログラム―認知療法ワークブック』がすでに絶版になっていたこと，日本人向けにアレンジする必要があることでした（『自分を愛する10日間プログラム―認知療法ワークブック』の原著"Ten Days to Self-esteem"は新たに翻訳し直され，『もういちど自分らしさに出会うための10日間―自尊感情をとりもどすためのプログラム』というタイトルで星和書店から近日発売されます）。さらにいえば，グループを運営していくスタッフ集め，場所選び，参加者募集の検討などなど，下準備は予想以上に大変でした。スタッフの中には，認知行動療法は高級なもので一部の患者さんにしか適用できないのではないか，グループでどれほどの効果が得られるのだろうかと，懐疑的な人も少なからずいました。

　なんとか4カ月間で準備を終え，開始にこぎつけたのは2006年2月でした。開始してからも，軌道に乗るまでは試行錯誤の連続でした。1回分の学習内容が多すぎたり，テキストの中に出てくる具体例があまり身近なものではなかったり。修正に修正を加え，徐々に，患

者さんの多くは「同じような仲間に出会えた」「今までとらわれていたマイナス思考に気づいて修正することができた」など喜んでくださるようになりました。

　やがて同年12月25日には朝日新聞にて全国的に紹介されるなど少しずつ注目を集めるようになってきました。翌年4月からはプログラムにかかわるスタッフが大幅に増員され，スタッフ研修も行なわれるようになりました。少しずつその病院のある佐賀県以外の遠方からもこの認知行動療法プログラムに参加される方が増えてきました。また，通うのが難しい遠方の方からは「近所でこのプログラムが受けられる医療機関を紹介してください」とのお電話も頂きました。当時は日本で実施されている機関はほとんどありませんでした。そこで，近くにこのプログラムを受けることのできる機関がなくても，ワークブックがあれば書店で手に取っていただけるのではないか，さらには専門家の方が本書を手引書としてこの集団認知行動療法プログラムを実践してみようと思い立ってくださるのではないかと，本書の出版を思い立ちました。また，本だけではどうしても伝わりにくいグループの雰囲気や進め方をお伝えしたいと思いました。まだ日本では集団認知行動療法は一般的ではなく，専門家やそれ以外の多くの方々にとってイメージがしづらいからです。そのため，グループの様子を撮影したDVDを作成することにしました。本書とあわせてご覧いただけるとうれしいです。

　開始から現在まで，このプログラムに参加してめでたく自尊心を取り戻し，元気になられた方がたくさんいらっしゃいます。そして今後ももっとこのプログラムが広まって多くの方が元気になられることを願ってやみません。

　　2009年3月

中島美鈴

著 者

中島　美鈴（なかしま　みすず）

臨床心理士。1978年，福岡県生まれ。2001年，広島大学大学院教育学研究科を修了後，精神科医療に携わり，アメリカ人スーパーヴァイザーの指導のもと，集団認知行動療法を始める。2005年より佐賀県独立行政法人国立病院機構肥前精神医療センター勤務。2009年より東京大学大学院総合文化研究科助教。2010年より福岡大学人文学部研究員。2014年より福岡県職員相談室に勤務。福岡保護観察所にて薬物依存の，佐賀少年刑務所，福岡少年院および福岡刑務所にて性加害の集団認知行動療法に携わる。

著書：『くよくよ悩んでいるあなたにおくる幸せのストーリー ──重〜い気分を軽くする認知行動療法の34のテクニック』（2015），『自信がもてないあなたのための8つの認知行動療法レッスン』（2010），『集団認知行動療法実践マニュアル』（共編著，2011），訳書：『人間関係の悩み　さようなら』（監訳，2012），『不安もパニックも，さようなら』（監修・監訳，2011），『もういちど自分らしさに出会うための10日間』（監修・監訳，2009）（以上，星和書店）ほか著訳書多数。

私らしさよ，こんにちは

2009年 3月24日　初版第1刷発行
2011年 1月15日　初版第2刷発行
2015年 3月19日　初版第3刷発行

著　者　中　島　美　鈴
発行者　石　澤　雄　司
発行所　㈱星和書店

〒168-0074　東京都杉並区上高井戸 1-2-5
電話　03（3329）0031（営業部）／03（3329）0033（編集部）
FAX　03（5374）7186（営業部）／03（5374）7185（編集部）
http://www.seiwa-pb.co.jp

© 2009 星和書店　　Printed in Japan　　ISBN978-4-7911-0701-8

・本書に掲載する著作物の複製権・翻訳権・上映権・譲渡権・公衆送信権（送信可能化権を含む）は（株）星和書店が保有します。
・JCOPY 〈(社)出版者著作権管理機構 委託出版物〉
本書の無断複写は著作権法上での例外を除き禁じられています。複写される場合は，そのつど事前に(社)出版者著作権管理機構（電話 03-3513-6969，FAX 03-3513-6979，e-mail：info@jcopy.or.jp）の許諾を得てください。

くよくよ悩んでいるあなたにおくる幸せのストーリー
重〜い気分を軽くする認知行動療法の34のテクニック

中島美鈴 著　四六判　304p　1,700円

明日が見えないときに読んでほしい認知行動療法を用いた解決ストーリー。

自信がもてないあなたのための8つの認知行動療法レッスン
自尊心を高めるために。ひとりでできるワークブック

中島美鈴 著　四六判　352p　1,800円

CBTとリラクセーションを組み合わせたプログラムを使って，苦悩を乗り越えるヒントを学ぶ記入式ワークブック。

集団認知行動療法実践マニュアル

中島美鈴、奥村泰之 編　関東集団認知行動療法研究会 著　A5判　212p　2,400円

集団認知行動療法（集団CBT）の最前線。

人間関係の悩み さようなら
素晴らしい対人関係を築くために

D・D・バーンズ 著　野村総一郎 監修　中島美鈴 監訳　佐藤美奈子 訳　四六判　496p　2,400円

対人関係の悩みを解決し，毎日を気分よく過ごすために。

不安もパニックも，さようなら
不安障害の認知行動療法：薬を使うことなくあなたの人生を変化させるために

D・D・バーンズ 著　野村総一郎, 中島美鈴 監修・監訳　林 建郎 訳　四六判　784p　3,600円

不安やパニックに対処する40の抗不安技法が分かりやすく説明されている。

もういちど自分らしさに出会うための10日間
自尊感情をとりもどすためのプログラム

D・D・バーンズ 著　野村総一郎, 中島美鈴 監修・監訳　林 建郎 訳　A5判　464p　2,500円

いきいきとした自分に出会うための認知行動療法プログラム。

もういちど自分らしさに出会うための10日間リーダーズマニュアル
自尊感情をとりもどすためのプログラム

D・D・バーンズ 著　野村総一郎, 中島美鈴 監修・監訳　林 建郎 訳　A5判　368p　3,500円

認知行動療法を行うセラピストのためのマニュアル。

〈DVD版〉私らしさよ、こんにちは
5日間の新しい集団認知行動療法ワークブック〔自尊心をとりもどすためのプログラム〕

中島美鈴　B5函入　DVD1枚（収録時間：約1時間54分）　B5テキスト(68p)同封　5,800円

デイケア，EAP，学校などで幅広く使える集団認知行動療法プログラム。

発行：星和書店　http://www.seiwa-pb.co.jp　価格は本体(税別)です